他人とうまく関われない自分が変わる本

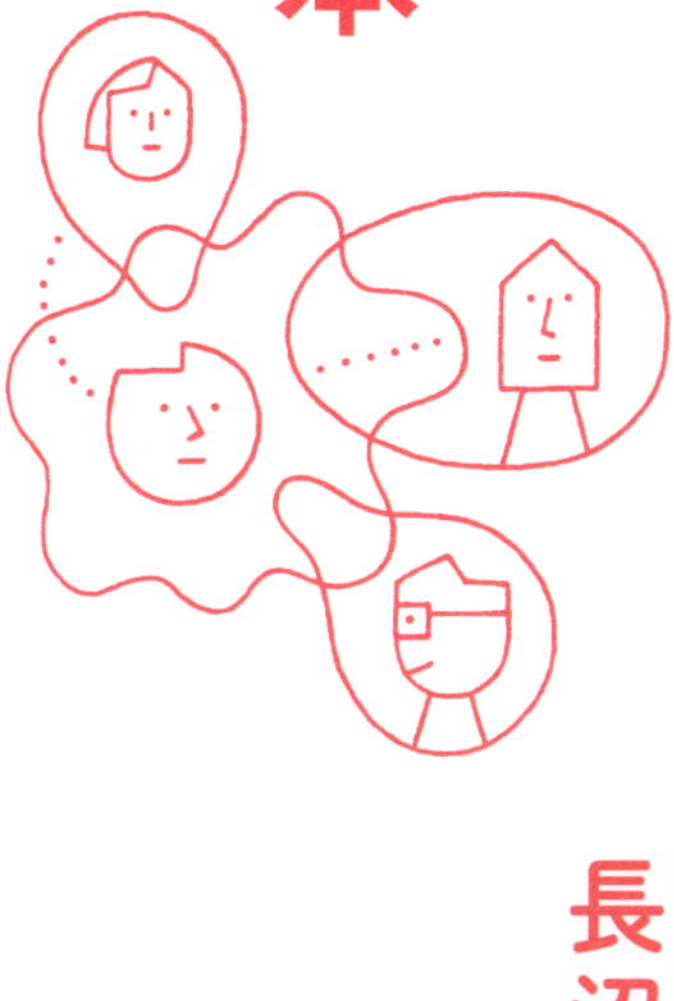

とかちむつみのクリニック院長
精神科医
長沼睦雄

青春出版社

はじめに　いつも人間関係につまずいてしまうあなたへ

職場、友人、家族……。自分を取り巻く人間関係に「疲れた」と、思うことはありませんか？

誰にとっても、他人《ひと》と良好な関係を築くことはむずかしいものですが、どんな場所でも比較的安定した人間関係を築ける人たちはいます。しかし、そのいっぽうで、なぜかいつも人間関係の悩みを抱えてしまう人たちがいるのも事実です。

本書を手にとったあなたもおそらく、人間関係がうまくいかないことに職場や学校で、あるいは、プライベートで、長い間悩んでこられたのではないでしょうか。

精神科医として、心に悩みを抱えた人たちの診察と治療にあたって25年以上がたちました。この10年ほどでとくに増えてきたと実感するのが、「人間関係のストレスで精神的に追いつめられた方々」です。

うまく自分の意見をいえないために、自分勝手な人の言動に振り回される。

ちょっとしたことで、「あの人に嫌われたのではないか」と不安になる。

コミュニケーションに苦手意識があるために、友だちができずに孤立してしまう。

いつも「都合のいい人」として扱われ、他人に使われる。

誰に対しても心を開けず、本当に信頼できる人がいない。

恋人や親友にベッタリと依存してしまい、結局、相手に愛想をつかされる。

このような悩みを抱え、苦しんでいる方が多くいます。


人間関係の悩みを抱えている方々は、悩みを抱えるたびに「もう二度と同じことをくりかえしたくない」「今度こそ、よい関係を築きたい」と思いながらも、なぜか毎回、同じようなことで悩んでしまいます。

また、「うまくいかないのは、ネガティブな自分のせいだ」「気弱な性格だから、主張できずに振り回されるんだ」などと、自分のことを責める方が多いのです。

あなたにも、同じような経験があるのではないでしょうか。

もしそうなら、そして、自分なりにさまざまな試みをしたにもかかわらず、人間関係がうまくいかないのなら、それはあなたが「発達性トラウマ」を抱えていることが原因かもしれません。

発達性トラウマとは、簡単にお伝えすると、幼少期の育ちの中で受けた「心の傷」のことです。

傷の原因はさまざまです。

親や兄弟、教師から暴力や言葉による脅かしを受けたり、両親に十分な愛情を注いでもらえなかったり、虐待にも近い厳しいしつけを受けつづけたりすることは、もちろん原因になります。

さらには「いつも話を聞いてもらえなかった」「弟のほうがかわいがられていた」「どれだけ頑張っても、誰もほめてくれなかった」などの他人から見ると、小さな出来事に思えることも原因となりえるのです。

このような出来事でできた心の傷が大人になっても残っていると、心身にさまざまな症状が出てきます。

そのひとつに「他人とうまく関われない」というものがあるのです。

「まさか、私にはトラウマなんてあるわけがない」と、思っている方もいらっしゃるでしょう。しかし、トラウマ記憶は本人が気づくのが非常にむずかしいものなのです。なぜなら、トラウマとなった記憶は当人にとって思い出すのもつらすぎる、怖すぎるものであるために、瞬間的に冷凍されて、記憶の奥底にしまわれてしまうからです。そのため「トラウマなどない」と思い込んでいる人こそ、かえってトラウマに悩まされている可能性が大きいともいえます。

もしあなたが長い間、対人関係で同じようなトラブルをくりかえしているとしたら、そして、解決法を見出すことができないでいるとしたら、発達性トラウマの可能性を疑ってみるのがいいでしょう。

本書では、人間関係における悩みの原因となっていながら、まだ多くの方に認知されていない「発達性トラウマの正体」と、「発達性トラウマとの向き合い方」を紹介していきます。

発達性トラウマとは何か。なぜ、発達性トラウマが人間関係のトラブルを生むのか。

そして、発達性トラウマを抱えていることがわかったとき、どうすればよいのか。さらには、トラウマから生まれる寂しさや孤独感の克服法まで、詳しくお伝えします。

まずは発達性トラウマという、新しい概念について知ることから始めましょう。発達性トラウマを知ることは、自分自身の心を、そして、自分という人間をより深く知ることにつながるはずです。

本書によって、ひとりでも多くの方が発達性トラウマという見えない鎖から解放され、自由に自分らしく、心地よい人間関係を築けるようになっていただけたら、著者としてこれ以上の喜びはありません。

とかちむつみのクリニック院長　長沼睦雄

目次

第2章 知らぬ間に心を縛る「発達性トラウマ」の正体

第4章 人間関係で悩まないために

第5章 発達性トラウマとどう向き合うか……163

第1章

うまくいかないのは
〝発達性トラウマ〟のせいだった

人間関係の悩みには2パターンある

なぜか他人とうまくいかない人たち

人間関係に悩みを抱えたことがない人はいないでしょう。

しかし、仕事でもプライベートでも、比較的安定した関係を保てる人と、なぜかいつも対人関係の悩みを抱えてしまう人がいます。

この違いは、なぜ生まれるのでしょうか。

私のクリニックに来院される方も、ほとんど全員が、何かしら人間関係の悩みを抱えています。

さまざまな方のお話を聞く中で、「人間関係の悩み」には大きく2通りあると思うようになりました。

ひとつが職場や学校などでの「浅く広い人間関係」に悩みを抱えるケースです。

このケースでは、「とにかく人と話すのが苦手」「職場や学校でのつき合いが煩わしく、ストレスを感じる」「他人の言動に振り回される」「友だちが少なく、孤立感を感じる」といった悩みを抱えている方が多くいらっしゃいます。

他人と話すのが苦手で、人との関わりをできるだけ避け、自分の世界に閉じこもりがち……。他者とのコミュニケーションが苦手な方が、職場や学校などの「コミュニケーションをとらざるを得ない場」で長時間過ごせば、人間関係に悩むのは当然のことかもしれません。

そして、もうひとつが身近な人たちとの「狭く深い人間関係」がうまくいかないケースです。

職場や学校などの浅く広い関係の中ではうまくやれるものの、家族や親友、恋人などの身近な人たちとの関係において、トラブルが絶えなかったり、よい関係を築けない……というのが、このケースに当てはまります。

たとえば、誰にも本音をいえず、信頼できる友だちができないという方。

他人と深く関わることで自分が傷つくこと、さらには相手を傷つけることが怖くて、どんな友人にも心を開けない……。

それでいいと思いながらも、どこかに「自分はこのままでいいのだろうか」という思いがある――。このような方は、狭く深い関係の中で他人とうまく関われないことに苦しんでいるといえるでしょう。

また、恋人に「依存」してしまう方も、狭く深い関係がうまくいっていないといえます。「何をおいても恋人を優先する」「恋人からのメールの返信が少しでも遅いと不安になる」「相手にもつねに自分を優先してほしいと思い、それを強制する」……。

その気持ちを相手が喜んでくれているうちは問題ないのですが、依存がエスカレートして相手がそれを重荷と感じ別れにいたるようであれば、これは他者との関係がうまく築けていないということになります。

さらに、誰に対しても親切で、自分を犠牲にしても人の役に立ちたいと「いつも他人のことを考えて行動している人」。自己中心的な人間とは対極にあるような、このような人たちなら、誰とでもいい人間関係が築けそうですが、実はこのような方たちも、他者との関係がうまく築けないことが多いのです。

このような人は、たとえ相手から失礼なことをいわれても、ニコニコしています。また、相手の図々しい頼みにも快く応じます。相手に嫌な思いをさせたくない、相手との良好な関係を保ちたいという気持ちばかりが先行して、つねに自分の気持ちや感情を抑え込んでいるのです。

そのため、心のどこかにもやもやとした、釈然としないものをいつも感じていて、ときには、自分が卑屈な人間のように思えてきます。

この場合ですと、友人や仲間がいても、信頼関係に基づいた対等な関係ではないため、一緒にいることを心から楽しむことができません。そして、溜まった怒りが一気に爆発して、関係を突発的に壊してしまうこともあるのです。

「性格」や「相性」よりも、深刻な原因とは

なぜ、他人とうまく話せないのか。コミュニケーションをとることに苦手意識を感じてしまうのか。

なぜいつも他者に振り回されてしまうのか。逆に、関わることを避けてしまうのか。なぜ「だめだ」とわかっていても、相手に依存することをやめられないのか……。

他人とうまくいかない方は、その原因を自分や相手の性格、あるいは相性の問題として考えがちです。

「気弱な性格だから主張できずに、振り回される」
「私の器が小さいから、相手のことをわかってあげられない」
「弱い自分のせいで、また彼に依存して〝重い女〟になってしまった」

このように「自分のことを責める」方も多くいます。

たしかに対人関係のトラブルは、自分や相手の性格によるところ、さらには、おたがいの考え方、価値観などを含む相性の問題が大きな要因になります。

また、自分とまったく違う人間と一緒につくりあげるのが人間関係ですから、悩みの原因は性格や価値観だけにとどまらず、自分や相手のおかれている環境やそのときの状況など、さまざまなものと絡まり合って存在するのです。

そのような「人間関係がうまくいかない要因」のひとつでありながら、これまでほとんど議論されてこなかったのが、本書でお話しする「発達性トラウマ」です。

他人とコミュニケーションをとるのが苦手、人と関わることが怖い、対人関係においていつも同じような問題にぶつかる……という場合には、これからお話しする「発達性トラウマ」が、その原因である可能性が大いにあります。

子どものころのちょっとした出来事が、人間関係を歪ませる！

知らない間に抱えているかもしれない「発達性トラウマ」

発達性トラウマ――。この言葉をはじめて耳になさる方も多いことでしょう。

トラウマとは、心的外傷のこと。簡単にいえば「心の傷」です。

そして、発達性トラウマとは、幼少期の育ちの中で受けた心の傷のことです。

発達期にある子どものころに受けたトラウマが、大人になっても残ったままになっていることで、心身に諸症状が起こります。

その症状のひとつに、「他者とよい人間関係が築けない」というものがあるのです。

発達性トラウマが引き起こされる原因はさまざまです。

両親や教師から、暴力や言葉による脅かしなどのいわゆる「虐待」といわれる行為を受けたり、両親のケンカを見たり、子育てを放棄した親にしっかり愛情を注いでもらえなかったり、支配的なしつけを受けつづけたり……といったことは、もちろん原因になります。

しかし、それだけではなく、日常生活の「何気ない関わり」の中の小さな出来事がトラウマの原因となることも、少なくないのです。

たとえば「いつも親に話を聞いてもらえなかった」「兄弟のほうが、つねに大切にされているように感じた」「頑張ったのに、母親にずっとほめてもらえなかった」など、他人からすれば〝ちょっとしたこと〟と思われそうな出来事でも、トラウマの原因になります。

本書では、診断基準にある発達性トラウマ障害の概念そのものではなく、そのような「小さな出来事」で発生したものも、発達性トラウマと定義して、話を進めていきます。

発達性トラウマが、人間関係に歪みを生む理由

発達性トラウマを抱えている多くの人は、他者との関係を築くときの基礎である大

事なものを育てることができていません。

そのために、他者との関わりがうまくいかなくなるのです。

その大事なものとは「自己肯定感」です。

自己肯定感とは、その言葉通り、自分は「それでいい」と、自分で自分のことを肯定する気持ち、自分を価値あるひとりの人間として認める気持ちです。

自分を認める気持ちである自己肯定感と人間関係は、一見関係ないことのように思えるかもしれません。しかし、他者とよい関係を築いていくうえで、自己肯定感は欠かせないものなのです。


幼いころに、親や学校の先生から、理由もなく冷たくされたり、自分や自分の好きなことをバカにされたり、さらには暴言や暴力を受けたりすると、そのことが心の傷になります。

このような出来事が起きると、その後、その人は「自分なんか、すぐに見捨てられるのではないか」という不安を心の奥底に抱えて生きることになります。

表面的にはわからなくても、心の中は不安でいっぱいで生きていれば、自分を価値ある人間と思う心、自己肯定感は育ちません。現に、発達性トラウマをもつ人が陥りやすい「歪んだ人間関係」は、自己肯定感がないことが根底にあります。

発達性トラウマを抱える人が苦しみやすい人間関係を、大きく2タイプに分けて説明していきましょう。

① 他人の言動に振り回され、他者に依存しやすい

幼いころの経験によって自己肯定感が育たず、自分に自信がなくなると、他人に嫌われることへの恐怖や見捨てられる恐れ、バカにされる不安が人一倍強くなります。

その結果、「他人と話すのが苦手」「職場や学校でのつき合いが煩わしく、ストレスを感じる」「他者の言動に振り回される」といった、浅く広い関係でのコミュニケーションの悩みを抱えるようになります。

また、自己肯定感が低いと、つねに相手の顔色をうかがうこと、さらには相手の考えに異を唱えることなく従うことがクセになっていきます。

そして、「そのようにふるまっていること」が相手にわからないように仮面をかぶ

ることが、一種の処世術として、また、自分の心を安定させる方法として、身についてしまうのです。そのため、自分で何かを決めたり、自分の意見をもつことができません。

自分で考え、物事を決定し、それを周囲に受け入れてもらう経験が少ないと、自分が何をしたくて、何が欲しいのかが、徐々にわからなくなってきます。

さらに、愛情や承認を求める気持ちばかりが強くなり、自分のことを後回しにしても相手の要求に応えるようになります。つまり、人の言動にとことん振り回されやすくなるのです。

このタイプの方は、先にお話しした恋愛における「依存」が起きやすいタイプでもあります。見捨てられたり、バカにされたりすることへの不安が強いために、相手に依存する気持ちや、逆に相手を束縛する気持ちが強くなってしまうのです。

②「親密な関係」が築けない

このタイプも先の「他人の言動に振り回され、他者に依存しやすい」人と同様に、幼少期の経験がトラウマとなり、自己肯定感を育てることができていません。

しかし、「自信のなさ」や「愛情を求める気持ち」の現れ方が①とは反対になります。関係する相手と距離をとりたがるのです。

①が相手に見捨てられることを恐れ、相手にすがりつくタイプだとしたら、こちらは最初から相手と親密になることを回避します。

自己肯定感がなく、自分に自信がないので、自分が相手をがっかりさせたり傷つけてしまうことをつねに恐れています。そのため、たとえ親友や恋人であっても、どこかよそよそしくなってしまい、「腹を割って話す」ということを避けるのです。

近づきすぎておたがいに傷つくぐらいなら、最初から親密な関係にならないほうがいいと思うのです。

また、他者との関係を回避する人は、他人からの評価に対しても敏感です。

まわりの人から少しでも否定的なことをいわれると、深く傷ついてしまう自分のことを心の底で知っていて、否定されることを極度に恐れています。

友人であれ、恋人であれ、親密になると自分がダメな人間だということに気づかれてしまうかもしれない、失敗する場面も見られてしまうかもしれない……。そう考えると、表面的なつき合いに終始するほうがいい、親密な関係を打ち立てるのは面倒だ、ということになるわけです。

そのいっぽうで、幼いころからある「愛情を求める心」も強く働いています。そのため、恋人と一緒に暮らしはじめたときなどには、相手と距離を縮めたいという衝動と、距離をおきたいという気持ちとの間で引き裂かれた状態となり、どちらが自分の本心なのかもわからずに混乱をきたしてしまうことがあります。

このような状態は、精神科医の斎藤環氏のいうところの「承認の葛藤」と相通じる心理状態だと私は考えています。

相手に認めてもらいたいと切望しながら、そのいっぽうで、認めてもらえないかもしれないという、強い恐怖感がある……。この矛盾した状態の中で苦悶するのが、承認の葛藤といわれるものです。

人によっては、承認の葛藤の中で矛盾を解消するために、「どうせ私なんか」という低い自己評価を下して、承認を求めることを断念しようとします。これは相手に承認されなければ、心が壊れてしまうかもしれないという恐怖心があるからです。

「それならば最初から承認されないほうがいい」という思いが、「どうせ私なんか」という考えにつながり、その考えで自分を守ろうとするわけです。

斎藤氏は、このような状態を「プライドと自己卑下の混在」と呼んでいます。

発達性トラウマがあって、親密な関係を回避しようとする人の陥りやすい心理的状態にもまた、このプライドと自己卑下の混在があると考えられるでしょう。

子どものころのトラウマが、脳を「コミュニケーション下手」に変える

ここまで、発達性トラウマが心に及ぼす影響についてお話ししてきました。

実は、発達性トラウマが「人間関係のトラブルを生む原因」となるのは、心に大きな影響をもたらすからだけではありません。

発達性トラウマによって「人間関係を円滑にするための脳内のネットワーク（神経回路）」に障害が生まれることもあるのです。

不安な気持ちに対処したり、相手に共感したり、相手の身になって考えたり……。

私たちが何か行動を起こすときには、その働きを担当する脳の部位だけが単独で働く

ことはほとんどありません。

脳内にはいくつものネットワークがあり、離れた場所が同時に働いて機能します。そして、そのネットワーク内の複数の部位が共同で働くことで、「不安や恐怖に対処する」「相手に共感する」「相手の身になって考える」などといった、特定の機能が果たせるのです。

そのため、あるネットワークに障害が起きると、ふだんはスムーズにできていることがうまくできなくなったりします。感情や思考をコントロールすることがむずかしくなったり、コミュニケーション力が不足したり……といったことが起こるのです。


では、発達性トラウマが脳内に具体的にどのような異変を起こすのか、順を追って説明していきましょう。

脳内のネットワークの中には、他者とコミュニケーションをとったり、社会生活を送るうえで重要なカギとなる「社会性脳」のネットワークがあります。

社会性脳はおもに、つぎの5つの回路から成っています。

◎感情の中でも不安や恐怖を強く感じる「恐怖の回路」

◎他人の感情や感覚に共感するための「共感の回路」
◎無意識に相手と同じ行動をとる「同調の回路」
◎他者視点をもち、自分を客観視するための「心の理論の回路」
◎過去の記憶を未来に結びつける「デフォルトモードの回路」

これら5つのうち、恐怖の回路の中心的な役割を果たすのが、「扁桃体《へんとうたい》」という部位です。扁桃体は、進化の過程の早い時期から存在し、生物には欠かせないもので、扁桃体がある部分は古い脳と呼ばれます。すぐそばに「海馬《かいば》」という記憶を司《つかさど》る部位があることから、記憶にも大きな影響があります。

いっぽう、共感や同調、心の理論、デフォルトモードの回路は、進化の過程で比較的最近できた新しい脳である「大脳皮質」にあります。デフォルトモードという言葉をはじめて聞いた方もいるでしょう。デフォルトモードの回路とは、脳が外部からの刺激を受けていないときに働かせている「自己内省する、つまり、自分のことを振り返ったり、自分について考えているときに働く脳の回路」です。

さまざまな病気や障害によって、デフォルトモードの回路に異常が起きることが、近年わかってきました。

これら5つの回路が統合的に、かつ柔軟に機能することで、私たちは社会性を発揮することができます。

つまり、他人の気持ちに共感したり同調したり、相手と円滑なコミュニケーションをとったり、自分を振り返り、結果を予測して行動できたりするのです。しかし、子どものころにトラウマを負うと、これらの回路の連絡が弱くなってしまうと考えられています。これらのネットワークの働きが弱ければ、社会性も十分に発揮されず、自己肯定感は育ちません。

その結果、人間関係を築くのが苦手になったり、「つき合い下手」「社交下手」な自分に悩まされたりするのです。

「自分は違う」と思っている人こそ、トラウマに悩んでいる可能性が

なぜ、発達性トラウマは「見逃されてしまう」のか

発達性トラウマ（発達性トラウマ障害）という概念がはじめて提唱されたのは、２００５年のことでした。提唱者はトラウマ研究の世界的権威で、ボストン大学医学部のベッセル・ヴァン・デア・コーク教授です。この概念は、アメリカ精神医学界の精神科診断基準を記した書である『ＤＳＭ－５』（２０１４年度版）に試案として提唱されました。

発達性トラウマ障害とは、「小児期あるいは思春期早期から、１年以上にわたって継続して、かつ、反復的に深刻な暴力を受けたり、目撃する」、または「親の離婚などによって親が何度も変わったり、ネグレクト（育児放棄）などを受ける」ことによって負った心的外傷のことを指します。しかし、子どものころのトラウマを抱えてい

る人の中には、この基準には達しない程度にトラウマをもっている人も多くいるのです。そのため、先に述べた通り、本書では、発達性トラウマ障害の概念そのものではなく、診断基準に満たない発達性トラウマ、そして、それによる影響で生じる諸症状のことも含めて話を進めていきます。

発達性トラウマ障害やその諸症状は国際診断基準に採択されていないため、医療の現場では見逃されたり、十分に把握されないことが、まだまだ多いようです。

発達性トラウマによる影響が、専門家の間でさえいまだ十分に把握されていないのですから、トラウマ症状に悩んでいる本人やその家族が、その症状に気づくことは、むずかしいでしょう。

また、発達性トラウマにかぎらず、トラウマというもの自体が、それを負っている本人は気づきにくいものなのです。それというのも、トラウマ体験の記憶は、当人にとっては思い出すのもつらすぎる、怖すぎるために、凍結保存され、封印されて、記憶の奥底にしまい込まれているからです。自分にはトラウマはないと思っている人こそ、トラウマを抱えている可能性が少なくありません。

その人間関係の悩みは、発達性トラウマが原因かもしれない

発達性トラウマの治療で、うつ病が改善

他人とよい関係を築けずに悩んでいる方の中には、もしかすると、病院や専門機関で気分障害、不安障害、発達障害、人格障害……などの病名をつけられ、薬を飲んでいる方がいるかもしれません。

実は、それらの原因として、発達性トラウマがひそんでいることは、めずらしくありません。

さらに発達性トラウマが、それらの病気をより重症化させていることもあるのです。

人間関係に悩みつづけて何年もたつけれど出口が見えない方、いつも同じような対人関係のトラブルを抱えてしまう方、精神症状の治療をしているにもかかわらず、い

っこうに回復しない方は、発達性トラウマの影響も考えてみるとよいと思います。

私のクリニックでも、本人がうつ病だと思っていた患者さんに発達性トラウマの治療をしたケースがあります。

また、うつが治らないまでも、発達性トラウマの治療をしたら、うつが改善した患者さんもいました。発達性トラウマによってうつが重症化していたと考えられます。

発達性トラウマによる症状は多岐にわたり、さらにはトラウマの特性、つまり、「トラウマの記憶が記憶の奥底にしまい込まれてしまったり、トラウマを受けたときにその瞬間だけ意識がなくなる」という特性によって、当人もまわりも、トラウマに気づけないことが、少なくありません。

そのため、見過ごされてしまい、図らずも放置されてしまうことも、少なくないのです。

もちろん、何でもかんでも「発達性トラウマの影響だ」というつもりはありません。

しかし、もし「対人関係でいつも同じようなトラブルに悩まされる」「精神科で治療をしているが、いっこうに治療が進まない」など、解決できない悩みを抱えているのであれば、発達性トラウマの影響を疑ってみることでしょう。

トラウマを抱えている人たちが増えている

なぜ、親による虐待が増えてしまったのか

心に悩みを抱えた人たちの診察と治療にあたって25年以上がたちます。さまざまな患者さんと向き合ってきましたが、この10年ほどでとくに増えてきたのが、人間関係のストレスで精神的に追いつめられた人たちです。

一見、目の前の人間関係だけに苦しんでいるように見える方であっても、よくよく話を聞いたり、催眠療法などによって幼いころの自分に戻っていただくと、長い年月抑圧してきた親や兄弟へのネガティブな感情が出てきて、泣きだしたりします。そして、子どものころのつらい経験について語りだすのです。

発達性トラウマの影響で、人間関係がうまくいかずに悩んでいる人が増えていることをひしひしと感じます。

厚生労働省によると、２０１６年度に全国の児童相談所が児童虐待に対応した件数は、12万２５７８件で、前年度より18・７％も増えていました。厚生労働省が統計を取りはじめた90年度から26年連続で過去最多を更新したそうです。

虐待件数が増えたのは、ＤＶ（家庭内暴力）に対する社会の意識が高まり、通告する件数が増えたことなども関係しているはずですから、必ずしも虐待の増加を正しく反映している数字だとはかぎりませんが、それらの要素を差し引いてもなお、子どもへの虐待が増えているのではないかと思われます。

親による虐待が増えているとしたら、発達性トラウマを抱える方もそれと比例するように増えていることになります。

この現実をどうとらえたらよいのでしょう。

よくいわれることですが、その背景には、「核家族化」の影響があると私は考えています。

昔のような大家族の暮らしなら、育児の大先輩であるおばあちゃんをはじめ何人もの家族が、子育て中の母親を手助けして支えていたものです。

ところが、夫婦と子どもがひとりかふたりといった核家族では、多くの場合、子育ては母親ひとりの肩に背負わされることになります。

アドバイスをしてくれる人間も、手伝ってくれる人間もいない閉ざされた空間で、子育てをしつづければ、ストレスが溜まらないわけがありません。

途方に暮れ、つらい想いを溜め込んだ母親が、ある日、思い通りにならない子どもについ手を上げてしまう……。それがきっかけとなり、慢性的な虐待へとエスカレートしていくという事態は、大家族のころよりもずっと増えているはずです。

「かまいすぎる母親」を増産する現代社会

殴る、蹴るなどの暴力以外にも、自分の価値観を押しつけて、子どもを思いのままに操り、支配したりする、過保護や過干渉という「やさしい虐待」も、発達性トラウマとなりえます。

「あなたのためを思って」といわれながら、親の価値観を強制されるので、子どもは「これが悪いことだ」とはわからないものの、自分のことを認められない苦しさや、説明のしようがないつらさを胸に抱えることになります。

やさしい虐待については第2章で詳しく説明しますが、診療の現場にいると、やさしい虐待も増えていることを感じます。これも核家族化がその背景にあると私は考えています。


昔の母親は4人、5人と子どもを産んで育てたものです。

いまのように便利な電化製品もない中、家事と子育てに追われていたので、子どもたちに張りついてその言動を細かく注意したり、こまごまと世話を焼いている余裕などありませんでした。

そのおかげで、子どもは親から干渉されたり、価値観を押しつけられたりすることなく、自由気ままに、伸び伸びと育つことができました。

ところが、いまの母親たちは時間的な余裕もあるため、つい過保護、過干渉になりがちです。そのぶんやさしい虐待の犠牲者になる子どもが増えているのでしょう。

発達性トラウマは決して他人事ではありません。あなた自身の身に起きている可能性もありますし、また、周囲の人が悩んでいる可能性も大いにあるのです。

続く第2章では、発達性トラウマが生まれる要因を詳しく見ていきます。発達性トラウマがなぜ生まれるか、その影響とは何かをより詳しく紐解いていくことで、「なぜか他人とうまく関われない自分」のことを知ることができるかもしれません。

第2章

知らぬ間に心を縛る「発達性トラウマ」の正体

そもそもトラウマとは何か

トラウマは、自分を守るために生まれる

これまですでに、何回もトラウマという言葉を使ってきました。ここで、トラウマとは何か、詳しく説明していきましょう。

人間でもほかの動物でも、危険に遭遇したとき恐怖反応が起きます。ファイト（fight 戦う）、フライト（flight 逃走する）、フライト（fright すくむ）、フリーズ（freeze 凍りつく）の4つのうちのいずれかの恐怖反応が起き、目の前の危険から自分の身を守ろうとするのです。恐怖反応が起きるときに、脳内で中心的に働くのは、恐怖の回路の扁桃体です。

恐怖反応は、扁桃体で起き、記憶の中枢である海馬や感覚の中枢である部位、自律神経の中枢である視床下部に伝達されます。

たとえば、夜、暗い森の中を歩いているときに、道端の草むらでゴソゴソと音がしたとします。その瞬間、「そういえば、ここでは最近クマが目撃されている。クマが出たのかもしれない！」と考えたら、背筋が凍りついて動けなくなるでしょう。

しかし、勇気を振りしぼって懐中電灯でそちらを照らし、正体がキツネだとわかれば、凍りついていた背筋が一瞬でゆるみ、この時点で恐怖反応は完了します。

完了とは、「起こるべき反応がきちんと起き、それが終わりを迎える」ということです。

では、それがキツネではなく、本当にクマだったとしたらどうでしょう。

その場からすぐに走って逃げた人（逃走した人）や、クマに立ち向かい撃退できた人（戦った人）は、恐怖反応は完了するので、トラウマ記憶は残りません。

それらに対して、その場に固まってしまい動けなくなった人（すくみ、凍りついてしまった人）は、たとえクマに襲われなかったとしても、恐怖反応が完了されません。

つまり、恐怖反応が終わりを迎えることができず、自分の心の中に残ってしまうのです。そのため、その記憶はその人の中で凍結されます。

ここまで読んでいただくと、恐怖反応の中で「すくむ」か、「凍りつく」を選び、記憶を凍結させた人が全員、トラウマ記憶を抱えることになるのか……と思う方も多いでしょう。

でも、凍結した記憶を抱えた人が全員、トラウマ反応に悩まされるかというと、実はそうではないのです。

少しややこしいのですが、凍結した記憶をもった人の中にも、トラウマ反応に悩まされない人はいます。通常、凍結された記憶は、記憶の倉庫に保存されることはなく、心の中でゆっくりと解凍され、いつしか消えていくからです。よくいわれる「つらいことがあっても、いつか忘れられる。時間が解決してくれる」とは、この状態を指します。

ところが、凍りついているときにクマに襲われて外傷を負うなど、恐怖があまりに強烈すぎた場合には、凍結したトラウマ記憶は、記憶の倉庫に封印されます。時間がたっても記憶がとりだされることはありません。また、凍結されるのは、そのときまわりで起こっていることの記憶だけでなく、自分の心や人格の場合もあります。

この場合、心の中にいつまでも解消されない心の傷が残ってしまい、後々トラウマの存在に悩まされることになるのです。

トラウマ記憶を倉庫に封印するのは、自己防衛のひとつです。

恐怖反応が未完了だからといって、そのときの反応が記憶とともにたびたび蘇ることを許したら、そのたびに恐怖と不安に襲われて、毎日のようにパニックを起こしてしまうでしょう。そのような状態では、まともに日常生活を送ることはできません。

そこで自分を守るため、トラウマ記憶が蘇らないように、それを瞬間的に凍結して箱に入れて蓋を閉め、鍵をかけて心の奥底にしまい込みます。

さらに、傷があたかもなかったかのように、傷の上から絆創膏《ばんそうこう》を貼り、傷を隠しておくのです。そうすれば傷口は見えないので、傷の存在自体を無視し、忘れることもできます。ですが、何かの拍子で、そこにふれられたりすると、痛みに襲われ、傷があったことを思いだしてしまうのです。

最もよい「心の傷の治し方」とは

絆創膏を貼っていれば、いつか傷は治るのではないか——と思う方もいるでしょう。

しかし、実は絆創膏を傷の上に貼るよりも、もっとよい「心の傷の治し方」があるのです。体の切り傷にも同じことがいえるので、「切り傷」を例にとって、説明していきましょう。

これまで切り傷の治療法といえば、傷口を消毒して薬をぬり、体内から出る浸出液をガーゼで吸いとって、傷をかわかし、かさぶたをつくって治す「ガーゼ法」が主流でした。

ところが、現在では、傷のある部分を水洗いして汚れをとり、ワセリンをぬって、傷の乾燥を防ぎ、さらに、ラッピングをして酸化を防ぎつつ、治癒成分の多く含まれる浸出液で傷口を満たす方法が主流です。こうして傷口部分に湿った環境をつくることで、内皮を増殖させて傷を治す方法を「ラップ法」と呼びます。

ラップ法ですと、傷口をたびたび確認したり、洗浄したり、ラップの交換をする手間がかかりますが、傷の様子が直接見えますし、乾燥しないので痛みもなく、さらに、傷跡も残らずにきれいに治ります。

心の傷も同様。治すのであれば、ラップ法のような方法がよいでしょう。

ガーゼ法のように心の傷の中身を見ずに、薬を使って「症状」を治すのではなく、心の傷を確認しつつ、安心、安全な環境で本来の生体反応を起こさせて「自己治癒力」で治すほうが、傷跡が残らずにきれいに治るのです。

細菌や酸素などが外部から入らない湿潤環境で時間をかけて、内皮を再生させるラップ法は、「安心・安全な場を確保し、外からの余計な刺激を遮断して、本来のトラウマ反応をゆっくりと再現させて、心を再生するトラウマ治療」に相当します。

ただし、傷によっては、感染症を起こしたり、合併症をともなうものもあります。そのような場合は専門家による治療が必要になります。これは心の傷も同様です。トラウマ反応を再現させることは、封印するほどに嫌な記憶を思いださせ、自分に負荷をかけることになるので、この方法は専門家と一緒におこないましょう。

本書でも第４章から「自分でできる発達性トラウマとの向き合い方」をお伝えしますが、催眠療法などで本格的に自分の心や過去の記憶に入り込んで治療をしたいという方は、必ず、トラウマ治療の専門家の指導のもとでおこなってください。

複雑でわかりにくいのが、発達性トラウマの特徴

親が与えるトラウマだからこそ、子どもは苦しむ

先ほどはわかりやすく「クマ」を例に出しましたが、発達性トラウマをつくった原因は、当然、その人によって異なります。

その原因は、トラウマをつくった人（たとえば、両親や学校の先生、友だち、塾の先生、兄弟など）や、その経験（失敗、事故、トラブルなど）です。

発達性トラウマをつくった原因が「両親にある」ことは、少なくありません。

親というのは、子どもが最初に対峙する他者であり、幼いころに人間関係を築く対象でもあるので、そこで心の傷が生まれるのは、ある意味で当然といえば当然かもしれません。

しかし、もし、トラウマの原因が自分の親であった場合は、子どもにとって生きるのは簡単なことではありません。たとえ、親が自分を傷つけることがわかっていても、「その人に見捨てられたら、生きていけない」ことを子どもは知っているからです。

そのため、親から大きなストレスを受けたとしても、逃げる（flight）ことなどできません。体の大きな大人に刃向かって戦う（fight）こともむずかしいでしょう。残されているのは、すくむ（fright）と凍りつく（freeze）ことだけだといえます。

先ほど、トラウマが起こるのは「すくみ、凍りつく」ときだとお伝えしました。親子関係で起こるトラブルによって、子どもは「すくみ、凍りつく」ことが多いので、発達性トラウマが起こりやすいのです。

また、「凍りつく」ことは、一時的なものにとどまらないことも多々あります。脳も心も魂も凍りつかせたまま、生きていこうとする子どもたちもいるのです。

つまり、そのような子どもたちは、思考や感情や感覚を麻痺させた状態で生きているのです。

そして、凍りつくことができない子どもは、思考や感情や感覚などをさまざまに変えたり、歪めたりすることで、過酷な環境をなんとか生き抜こうとします。

相手がクマなら、クマのいる森へ入らなければ、二度と出くわすこともないでしょう。しかし、両親とは一緒に暮らしています。毎日のようにストレスを受けることになり、そして、毎日のようにトラウマ体験をさせられることになるのです。

トラウマを受けつづけた子どもに待っていること

このようなことがあるため、発達性トラウマは単発のトラウマに比べ複雑で、深刻なものになりやすいといえます。さらに、トラウマを受けた子どもは、意識を自分の思考や感情や感覚ではなく、外の世界に向けざるをえないため、トラウマを受けたことにいつまでも気づけません。そのため、体が無意識にトラウマ反応を起こすのをとめることもむずかしいのです。

子どもは自分が傷つけられている自覚のないまま、無意識にトラウマを受けつづけ、そのトラウマをとり込んで、心の奥底の箱に閉じ込め、蓋をしていきます。毎日のように、トラウマ体験の記憶を箱にしまっては蓋を閉め、そして、あちこちにできた傷口に幼いやり方でせっせと絆創膏を貼りつづけることになります。

子どもにとっては、自分で生きるために見つけだした苦肉の策が、トラウマ記憶を封じ込めることなのです。

こうして、大人になったときには、自分の中に閉じ込めて封印した多くの凍結保存記憶が心の中に山積み状態になっています。

山積みの記憶があるために、自由に動けるスペースがなくなり、発達性トラウマを抱えた人は、心の身動きがとれなくなっているのです。それらをときほぐし、背負ってきたトラウマの存在に気づき、さらにそのトラウマが何に起因するのかに気づくことは、並大抵のことではありません。

発達性トラウマと脳との深い関係

脆い子どもの脳は、トラウマ体験ではげしく傷つく

大人でも、事故や災害や事件などに巻き込まれたとき、または心引き裂かれるような悲しい出来事が起こったときに、それがトラウマとなることは多々あります。けれど、大人が受けるトラウマと、発達性トラウマとの間には、決定的な違いがあるのです。

それは端的にいえば、脳が受けるダメージの差です。

「トラウマ体験で脳にダメージが？」と、疑問に思われる方もいるかもしれません。発達性トラウマは、脳の成長に影響を与えることが、子どもの虐待問題について研究している友田明美氏の報告によってわかっています。

たとえば、友田氏によると、小児期に厳しい体罰を受けた若年成人は、痛みを伝える神経線維の一部に障害が生じるそうです。つまり、暴力を受けた子どもは、自らの脳を痛みに鈍感なものに変えてしまうのです。

また、直接的な体への暴力だけでなく、言葉による暴力も脳に影響を与えることがわかっています。

これも友田氏の研究報告ですが、暴言を浴びせられて育った人は、言語機能と関連している聴覚野といわれる脳の皮質が増えるのに対し、その連絡を司る神経線維の減少が明らかになっているそうです。

つまり、「おまえはダメなやつだ」「おまえはトロくて、お兄ちゃんとは大違い」などというマイナスの言葉を投げつけられているうちに、脳のネットワークに障害が起こり、コミュニケーション能力が低下してしまう可能性があるのです。

大人の場合、トラウマとなる出来事に遭遇したときには、すでに脳はできあがっているため、単発のトラウマによってこのような神経ネットワークの障害が生じることはありません。

それに対して、発達性トラウマは、子どものころに起こります。子どもの脳は成長途中のため、反応も大きく変化しやすい脳です。

このときに慢性的なトラウマに遭うのです。

そのため、発達性トラウマは、それがたとえ小さなものであっても、その後の脳成長にとって大きなダメージとなることが多く、一部の神経ネットワークのダメージが情報処理の偏りとして顕在化する可能性もあるのです。

脳のネットワークに、歪みが出ることも

また、第1章でもお話しした通り、脳にはさまざまな神経ネットワークがあり、それが総合的にバランスよく働くことで、全体が機能しています。

神経ネットワークは、成長とともに、連絡する神経線維が増えて完成していきます。そのため、たとえば発達性トラウマによって脳の一部に障害が生じただけでも、神経ネットワーク全体に影響が出てしまうのです。

さらにいえば、発達性トラウマによって、不安と恐怖の反応をもたらす「恐怖の回路」が過剰に活性化するいっぽうで、他人の感情や感覚に共感するための「共感の回

路」、無意識に相手と同じ行動をとる「同調の回路」、他者視点で自分を客観視するための「心の理論の回路」、記憶の回想と未来予測のための「デフォルトモードの回路」などの社会性を発揮するための回路のどこかに障害が起きれば、恐怖の回路の暴走を抑えられなくなったり、ほかの回路がうまく機能しなくなります。このため、コミュニケーションが下手になり、他人とうまく関わることができなくなるのです。

幼少期にトラウマができるような経験をすることで、脳にダメージを負い、その結果できないことが増えたり、コミュニケーションに苦手意識を感じるようになれば、よい人間関係をつくるのに欠かせない自己肯定感を育てることはできないでしょう。

また、人は自分の思考や感情、感覚を意識することではじめて、他人の思考や感情、感覚にも気がつけます。それによって自他を区別し、自己感覚をもつことができます。自己感覚があるからこそ、自己肯定感も生まれるのです。

発達性トラウマがあると、自己感覚がなく、心は身動きできません。自分の内側に意識を向けられ、心が自由に動けるようになることが、自己肯定感の育成、さらにはよい対人関係の構築には欠かせないのです。

発達性トラウマの要因となる3つの経験

「大したことない出来事」が、トラウマになることも

発達性トラウマの要因となる小さなころの経験は、大きく3つに分けられます。

①肉体的暴力を受けた
②言葉の暴力を受けた
③性的な暴力を受けた

肉体的暴力というと、「毎日あざができるまで殴られる」「階段から蹴落とされる」などといったひどい暴力を想像する方もいるかもしれません。そのような暴力も当てはまりますが、肉体的暴力の中には、「しつけ」と称して、ギュッとつねられていた、

頭を毎日はたかれていた、物でこづかれていた……などの小さな暴力も含まれます。のちほど詳しく説明しますが、言葉の暴力、性的暴力もこれと同様に、その中に小さな暴力も含まれるのです。

大したことがないように見える出来事が、トラウマの原因になっていることも少なくありません。

肉体的暴力、言葉の暴力、性的な暴力が、それぞれに、それを受けた子どもの心にどのような影響を及ぼすのかを、順を追って見ていきましょう。

① 肉体的暴力

暴力を受けている子どもの多くは、暴力に抵抗することはできません。体の大きな大人に歯向かうことができませんし、さらに、それが実の親や教師であれば、抵抗する気が起きない子どももいるでしょう。

また、暴力を受けはじめた最初のうちは、殴られたり、つねられたりするたびに涙が出るかもしれませんが、暴力が常習化すると、痛みを感じなくなったり、それを表に出すことができなくなります。

このような経験をくりかえしていると、脳は無意識のうちに情報処理の限界を感じて、情報の入力を遮断します。これを専門用語で、「超限界抑制」といいます。超限界抑制が起こると、神経ネットワークが働かなくなり、意識がなくなったり、何も考えられなくなったり、動けなくなったりします。

この超限界抑制がくりかえし起こると、「神経ネットワークが働かなくなり、何も考えられなくなる」といった現象が慢性的に起きるようになります。

また、先に紹介した友田氏の研究によると、暴力を受けた子どもは、「感情を抑制するときに働く」脳の左外側の前頭前野が小さくなること、また、「意思決定や価値判断をするときに働く」右内側の前頭前野が小さくなることがわかっています。どちらも「社会的行動」をとる際に、重要な働きをする脳の部分です。

さらに、子ども自身が暴力を受けていなくても、「暴力行為をたびたび目撃する」こともまた発達性トラウマとなりえます。たとえば、父親が母親に暴力をふるったりするのを見たり、聞いたりすることも、子どもの心を深く傷つけるのです。

さらに、子どものころに両親の家庭内暴力を目撃しながら育った人は、そうでない人に比べて、視覚の神経回路の一部が障害を受け、脳内の視覚を司る部分の血流が過剰に増加することも推察されました。

それによって、「目が見えにくくなってしまったり」、逆に「目が見えすぎてしまう」という事態が起きていると考えられます。

見えすぎると、通常は反応しないような物にも過度に反応してしまったり、目から入る情報に過剰に敏感になったりして、日常生活を送るのが困難になることも少なくありません。

また、脳は相互に影響し合いながら全体で発達していくので、過度に視覚が発達することで、ほかの感覚の神経ネットワークの機能が抑えられてしまうこともあります。

② 言葉の暴力

両親や学校の先生、兄弟、友だちなどから、「ダメなやつだ」「何をやらせてもトロい」「ドジばっかり」「頭が悪い」といったそのものズバリの言葉でくりかえし愚弄されれば、トラウマになるのは当然です。

また、「ホントは女の子じゃなく、男の子が欲しかったのよね」「お姉ちゃんは美人で、頭がいいけれど、あんたは……」などと、親がポロッと口にした言葉によって、トラウマがつくられることもあります。

親は、むずかしい言葉を使ったから子どもにはわからないだろう、と思うかもしれません。でも、その言葉は、実は幼い子どもの心に深く響いています。ちょっとしたひと言が、自分の存在そのものを否定されたような悲しみとともにトラウマとして残っていることもあるのです。

このような言葉の暴力を受けると、よほどのパワーをもった子どもでないかぎり、自己肯定感を育てることはできませんし、セルフイメージの低い、自信のない大人になってしまいます。

③ 性的な暴力

発達性トラウマの中でも最も深刻なのが、性的な暴力です。

性的暴力というと、レイプなどを思い浮かべる方が多いかもしれませんが、大人が幼い子どもに「性的な行為を見せること」だけでも、殴る、蹴るといった暴力と同様に心に深い爪跡を残し、子どもの心に癒やしがたい傷を負わせることになります。

たとえ、そのときには意味がわからなかったとしても、のちにその行為の意味を知ったときに深い傷となるのです。

発達性トラウマにとって、とくに深刻なのは、身内からの性的暴力です。

もちろん、見知らぬ人間にレイプされた場合でも、深刻なトラウマを生みますが、身内による性的暴力は、密室で長期間にわたっておこなわれることが多く、しかも幼い子どもは、どういうことなのかわからないまま、恥ずかしさや不快感を覚えながらも、近親者に従いつづけることになるからです。

くりかえしおこなわれ、自分が何をされているのか十分に認識できず、誰にもいえない。

これらを考えると、身内以外の人間による暴力に比べて、そのダメージは、はるかに深刻なものだといえます。また、両親が不仲な場合には、子どもが異性の親と性的にも精神的にも、夫婦のような役割を負わされてしまうこともあります。このような状況は、子どもにとって過酷としかいいようがありません。

このような近親姦の犠牲者は大人になってから、異性がそばにきただけで、不快感で吐き気をもよおしたり、恐怖に飛びのいたりするようになります。これは、無意識的に異性に対して回避反応を起こしていることの現れです。そのいっぽうで、数多くの異性と無秩序に関係を結び、無意識にトラウマとなった出来事をくりかえす女性もいます。

私の患者さんでも、幼いころに受けた「性的暴力」がきっかけで、トラウマを抱えてしまった女性がいました。

彼女は大人になったいまでも、加害男性の罪を責められず、自分の弱さを責めつづけています。発達性トラウマを抱えた方は、自分を責めることが多いのですが、彼女は、残念ながらその代表例だといえるかもしれません。

「私が何か悪いことをしたのだ、だからあんなことになったんだ」と、被害者である自分自身を責めているのです。幼い子どもは、そのような論法でしか身近な人から受けた許されない行為について、自分自身を納得させることができません。また、そのような思いは大人になっても、変わらないことがほとんどなのです。

さらにつらいのは、「悪いのは自分」という思考のクセが、あらゆる場面で自動的に現れることでしょう。何かことが起きると、たとえ相手に落ち度があっても、悪いのは自分だと瞬間的に思ってしまうわけです。

近親姦の被害者は、卑屈なほど自分を責めるという、ねじれた自己認識をもつことが多くあります。このような「いつでも私が悪い」という自己認識をもって、他人と接していれば、他者とよい人間関係を築くことはむずかしいでしょう。

発達性トラウマが刺激に敏感な大人をつくる

発達性トラウマによる影響のひとつとして、神経の「除神経性過敏《じょしんけいせいかびん》」から発生する感覚の過敏性という問題があります。

除神経性過敏とは、それまであった末梢からの刺激が急に減少することで、中枢への情報伝達がとだえ、それによって刺激を受ける神経細胞の感受性が異常に高まることを指します。

発達性トラウマを抱えている人の多くがそうであるように、幼いころに、慢性的に暴言や暴力を受けつづけると、特定の感覚神経が情報処理の限界を超えてしまいます。

感覚神経が情報処理の限界を超えると、その機能が抑制され、機能停止を起こす「超限界抑制」が起きると、先に述べました。

「暴言や暴力を受ける→超限界抑制が起きる→脳が機能停止する」ということがくりかえされると、神経伝達が障害され、脳に情報が入らなくなります。

脳に情報が入らなくなる、つまり、神経の末梢から脳への情報伝達が減少したり途絶えると、徐神経性過敏の働きによって、その情報を受けるはずの脳の神経細胞や周囲の細胞が活性化されます。その結果、外からの刺激に敏感に反応するようになると推測できます。

この敏感さは、子どものころだけでなく、大人になってからも続くことがあります。すると、外部から、子どものころに受けていたものと似たような刺激が降りかかってくると、はげしく反応してしまうようになるのです。

弱すぎる親も、トラウマの原因となる

「いい子」はトラウマを抱えやすい

発達性トラウマは、ここまでにご紹介した身体的虐待、性的虐待、言葉の暴力などによってのみ起きるわけではありません。

「あなたのために」「あなたのことが心配で」などといい、子どもを愛情と正論で静かに支配しようとする、一見「暴力には見えない暴力」でも、引き起こされます。このトラウマに関しては、のちほど詳しくご紹介します。

親が「弱すぎ」て、子どもが素直に親に甘えることができない場合も、子どもの心にはトラウマが残ることがあります。

そのような子はほかの子のようにみんなと遊びたい、親に甘えたいといった、子どもなら誰にでもある欲求や気持ちを押し殺し、ときには親の愚痴を聞き、ときには相談に乗ります。「弱い親」を精神的に支えるその姿は、まるで「小さなお母さん」「小さなカウンセラー」のようです。

このように、自分のことから目をそらし、自分を押し殺したまま、親を支えることに徹して大人になった人は、「甘えたい、認められたい、愛されたい」という感情を認識できなくなります。「甘えたいのに甘えられなかった、人に思いきり甘えたい」という、いわば本音を残したまま育つことになるのです。

さらに、自分の本当の気持ちをむりやり抑え込むことで、心の中には、日々、怒りや悲しみや寂しさや不安といったネガティブな感情、さらには無力感や劣等感や罪悪感などの自己否定の感情が、静かに蓄積していきます。そして、ある日、我慢しきれなくなって感情や思いの爆発が起きるのです。

突然感情を抑えられなくなったC子さん

30代前半のC子さんも、そのひとりでした。

C子さんの母親は、誰かに依存していないと生きていけない女性。父親はそのような妻を疎《うと》ましく感じていたのか、仕事の忙しさにかまけて、帰ってくるのはたいてい深夜でした。

母親はC子さんが小学校にあがるころには、酔っぱらって、「お母さん、寂しくてたまらないの」と、お酒のにおいをさせながら、C子さんに抱きついたそうです。

C子さんは、そんなお母さんの背中を小さな手で撫でて、なぐさめたものでした。

小学校の高学年になるころには、母親の愚痴を聞き、励まし、母親がふさぎこんで何も手につかなくなると、2歳下の妹を寝かしつけ、母親にかわって食事をつくり、キッチンの洗いものなどもしました。

近くに住んでいる母親の姉が、ときどき様子を見にきて、「親のデキが悪いと、子どもは賢くなるものねえ」とよくいっていたのを覚えているそうです。

実際、C子さんはデキのいい子どもでした。成績はオール5の優等生で、運動もできる。明るくてやさしい、しっかり者だったのです。

そのC子さんに異変が起きたのは、両親が離婚した直後の、中学3年生の秋のことでした。中間試験でお昼すぎに帰宅すると、母親がお酒を飲みながら、泣いていたのです。いつもならそんな母親をなぐさめるのに、なぜかそのときは無性に腹が立って、怒りがあとからあとからこみあげてきたというのです。

気がついたら、母親の前にあったビール瓶を手にとり、壁に投げつけていました。

C子さんは、その日の夜には「小さな母親」に戻っていましたが、この「事件」を境に数カ月に1回は、ちょっとしたきっかけで、母親にはげしい怒りをぶつけるようになったのです。

「感情を抑えられない自分が怖い」といって、C子さんは体を震わせながら、泣きじゃくりました。

C子さんは我慢を重ねたことがトラウマとなり、感情をコントロールできないというトラウマ症状を抱えてしまったのです。

強圧的で暴力的な親ばかりでなく、弱すぎる親もまた子どもの心を蝕んでしまうのです。

なぜ、「お母さん」との間にトラウマができやすいのか

子どもの人生をのっとる、母親の「やさしい虐待」

C子さんのように母と子の間に問題を抱える人は少なくありません。

いったいなぜ、母親との間に、トラウマが生じるほどの問題を抱えてしまうのでしょう。

理由のひとつには、子どもの世話を中心になって担っているのは、いまでもほとんどが母親で、子どもと関わる機会が多いからというものがあるでしょう。

また、先に少しふれた「愛情という名のもとに起こる過保護や過干渉」といった「やさしい虐待」をしてしまうのが、母親にとくに多いということも考えられます。

やさしい虐待は、発達障害の子どもやその傾向をもった子ども、外から受ける情報

に敏感すぎる子どもとその母親の間によく起こります。

自分の価値観を押しつけて、子どもを自分の意のままに操ろうとするのが、やさしい虐待です。いい大学を出て、一流企業に就職して、中流の上くらいの生活を送ることが結局は、あなたの幸せにつながる――。そういった画一的な価値観を押しつけ、塾や習い事へ行くことを強要しつづけたりするのです。


また、親の期待や欲望のままに子どもをかまいすぎる、過保護で過干渉な母親もいます。

このような母親はよく、「あなたのためを思って」などというでしょうし、実際、子どもを愛しているからこそその言動のように見えるかもしれません。

ですが、そのほとんどが、自分の親に不満をもっていたり、自分の親との関係がうまくいかず、恨みを抱えています。そのため、自分の人生を生きるかわりに、子どもの人生に入り込んで支配し、一方的に干渉しています。そこにしか、自分の居場所が見つけられないのです。

ようするに、親自身も自分の親との「親離れ」ができていないのです。

もちろん、こういった態度は条件つきの愛情にすぎず、子どもへの本当の愛情とはとてもいえません。

敏感な子どももややさしい子どもは、母親の期待を読みとり、母親の願望を満たしていくことに努めるようになります。そのような親は子どもの自分らしさや自立心の芽をいちいち刈りとり、自発性の乏しく、自己決定のできない、親離れのできない子どもに育ててしまいます。母が子どもの人生をのっとっているともいえるでしょう。

さらに、このようなケースでは、多くの子どもが家族のことは外では話してはいけないし、人を信用してはいけない、さらには感情をもってはいけないということを、暗黙のうちに押しつけられています。

「やさしい虐待」が「見えない虐待」とも呼ばれる所以《ゆえん》です。

子どもはお母さんのトラウマをくりかえす

子どもはまだ自分では善悪の判断がつかないので、親の言動はすべてよいものと思ってしまいます。そのため、虐待をくりかえす加害者であっても、それが親であれば、その行為を受け入れて、自分の中にとり込みます。そして、自分より弱い子どもに親と同じことをするようになってしまいます。

このように、トラウマを受けた人が、過去のトラウマ体験を違う人間に向けておこなうことを「トラウマの再演技（再演）」といいます。小さなころに暴力を受けた子どもが、親になったときに自分の子どもに暴力をふるうようになってしまうのも、過去のトラウマ経験の再演なのです。

8歳ころまでの子どもは、親や自分に危害を加える人であっても、疑うことなく、そのすべてを自分の中にとり込みます。加害者をとり込むのは、自分の安心、安全を確保するためです。

攻撃性の強い親であれば、その親の攻撃性さえも子どもはとり込んでしまいます。そうすることで、親から受ける被害を防ぐことができると、子どもは考えるのです。

また、幼いころに、親の考え方が心にしっかりと刻まれる「刷り込み」「植え込み」「思い込み」の現象は、ごくふつうに見られます。このような現象もまた、親密な関係にある母親との間に生まれることが多いのです。

まだ何もわからない、無防備な子どもの心には、母親の言葉や考え方が刷り込まれ、植え込まれ、自分でもそう思い込むので、いったん子どもの中に入った言葉や考え方は潜在意識に入り込み、自動的に現れます。

ある女性は、お金に対してただならぬ執着心をもった母親に育てられ、小学校へあがるよりも前から、母親に「世の中でいちばん大切なのはお金よ」という言葉を吹き込まれつづけてきました。

思春期になったころは、そんな母親が嫌でたまらなかったのに、母親と同じような年齢になったいま、彼女自身が、お金、お金、お金と、お金を追い求め、お金に強く執着しているのです。

たとえいっとき、「お金だけが人生ではない」と母親の考え方に強い反発を覚えても、刷り込まれた考え方は簡単に消えません。そのため、結局は自分も母親と同じ考えをもってしまうのです。

トラウマがトラウマを生んでいる

子どもに暴力をふるったり、侮蔑的な言葉を浴びせかけたりする行為は言語道断です。また子どもの自立を妨げて、子どもの人生そのものを奪い去る「やさしい虐待」

も許されるものではありません。

ただ、そのようなことをしてしまった親の中には、虐待のある「機能不全を起こしている家庭」で育ったことで、発達性トラウマを抱えている人たちが、かなり多いと考えられます。また、夫婦や家族関係の中で苦しさを抱えている人もいるようです。

つまり、「子どもにつらくあたってしまう親たち」も、幼いころ両親の言動に傷つきながら、両親を自らの中にとり込んだ被害者であるといえるのです。親から無条件の愛情をもらえなかったため、自分もそれらを子どもに与えることがむずかしいのです。

ですから、誤解を恐れずにいえば、加害者でありながら被害者でもある親だけを責めるのは、酷な話かもしれません。救いの手を必要としているのは、あなた（息子・娘）だけでなく、親側（母・父）も同様だといえます。

昔、両親からされた仕打ちに悩んでいる方にとって、親も自分と同じように苦しんでいたという認識をもつことは、自分の気持ちをラクにするためにも必要なことだと私は考えています。

トラウマに深い関係がある「愛着」とは

「安全基地」があるかないかで、人生は変わる

「愛着」という言葉を聞いたことがあるでしょうか。

この言葉は、発達性トラウマを考えるうえで欠かせないキーワードです。

赤ちゃんはお母さんやお父さんにふれられたり、抱かれたり、やさしい声をかけてもらったりすることで、両親との絆を深めていきます。生まれて3年間の中で、親(養育者)と子どもの間でつくられるつながりが、「愛着」です。

この愛着を育むことができた子どもは、自分が望まれていること、価値のある人間であること、愛されるに足る人間であることを日々感じながら成長していきます。つまり、しっかりした自己肯定感をもつ土台ができ、自分に自信を感じられるようにな

り、人生や他者に対しても肯定的なとらえ方ができるようになるのです。

しかも、親に守られているという絶対的な安心感をつねに心にもつことができます。つまり、何かつらいことがあっても、安心して戻れる「人生の安全基地」が確保できているのです。この安全基地の有無は、自己肯定感とともに、健全な人間関係を築ける大人になれるかどうかを決定づける要となります。

子どもは安全基地で傷ついた心を癒やすことができ、また、戻っていける安全基地があるという安心感から、外の世界へ積極的に出ていき、さまざまなことを探求したり、また、いろいろな人たちとの交流を楽しむことができます。

このような子どもは、本来の健康的な心の強さ、「レジリエンス（心の回復力、抵抗力）」をもっているといえます。

ところが、物心がつく3歳くらいまでに、お母さんなどとの間に愛着をつくれない子どももいます。

両親が子どもに愛情を注げず、肉体的、精神的暴力を与えたりすれば、愛着はつくれません。また、両親が懸命に愛情を注いだとしても、子どもに発達障害があったり、何らかの理由で子どもとうまく意思疎通がとれないと、愛着形成が不十分になることがあります。

愛着が形成されていない子どもは、自分が両親に守られ、愛されているという基本的信頼感がもてません。そのため、親が子どもの安全基地になれません。

家庭に安全基地がない子どもは、つねに不安や恐怖に脅かされているため、親の何気ない言葉などにも傷つきますし、安全基地に守られながら、その傷を癒やすということもままなりません。

こうして、愛着の築けなかった子どもはトラウマを抱え込みやすくなるのです。

ここまで、お父さん、お母さんたちにかなりプレッシャーをかけるようなお話をしてきました。とくにお母さんたちにはきつい話をしましたが、それも、母と子はある意味とてもスペシャルな関係だからです。

お母さんの言動は、たしかに子どもの心にトラウマを残すときもありますが、そのいっぽうで、母と子の関係には、他の人間関係では成しえない人生の課題があります。

現在では共働き世帯が増えています。ゼロ歳児から保育園に預け、日々忙しい仕事に追われながら、子どもたちの世話をせざるをえないお母さんもいらっしゃるでしょう。

忙しいときに子どもがグズったり、駄々をこねたりすれば、「静かにして！」と、どなりたくなるのは当然です。

「忙しいからといって、子どもをどなりつけてはいけない」「いつでも子どもにやさしくしなければ」などといえるわけがありませんし、いま、自分なりに何とか子育てに奮闘しているのを否定するつもりもありません。

母と子は「特別な関係」だからこそ、傷もできやすいけれど、ほかにはつくれない人間関係の絆もできる。

もし、いま、子育てを頑張っている途中であれば、そのことをどうか心にとめていただけたら……と、思っています。

また、お母さんも、ときには我慢したり、自分を責めるのをやめましょう。規則通りに正しく生きようとすると、我慢が生まれ、大きなストレスになります。

「許せない」と子どもや夫を責め、「自分はダメだ」と自分を責めていませんか。

責める心をもちつづけると、心や体の病気になり、つらく苦しい人生になってしまいます。

「子どもを好きになれない、でもこれ以上は嫌いにならない」「子どものことを怒ってもいい、叱ってもいい。でもこれ以上は落ちこまない」と、自分にいってあげてください。お母さんも、自分のことをもっと大事にしていいのです。

あなたの心の中のトラウマに気づくために

「他人軸」で考えるか、「自分軸」で考えるか

これまで発達性トラウマについて、いろいろな方向から見てきました。読み進んでいく中で、「私が他人とうまくつき合えないのも、ひょっとしたら発達性トラウマが原因かもしれない」と思われた方もいることでしょう。

そこで、ここからは「発達性トラウマを抱えているかどうかを知るためのヒント」について、お伝えしていきましょう。

まず、あなたは「自分の気持ち」と「他人からの評価」、どちらを主軸にして物事を考えたり、行動することが多いでしょうか。

「他人からの評価」と答えた方は、発達性トラウマを抱えている可能性が少なからず

あります。

トラウマの脅威にさらされたことがあると、不安や恐怖に反応する脳の扁桃体の働きが強くなります。そのため、またくるかもしれない脅威に備えるために意識をつねに外に向けるようになり、自分の体からくる感情や感覚に意識を向けなくなります。

人間関係にかぎっていえば、不快な思いを二度としたくないという気持ちから、警戒心が人一倍強くなり、こんなことをいったら相手は怒らないだろうか、自分を見捨てないだろうか、などと他者にばかり意識が向くようになるのです。

より具体的にお話ししましょう。

たとえば、仕事でミスをしたとします。ミスをしたあとで「なぜ自分はそのミスをしてしまったのか」もしくは「ミスをどうやって挽回しようか」と考えるよりも、「まわりの人たちにダメなやつだと思われたらどうしよう……」と、まわりの目ばかりが気になることはないでしょうか。

また、他人から少しでも否定的なことをいわれると、それが事実無根であっても、深く傷ついていつまでも立ち直れないのがいつものパターンではありませんか。

このような状況によく陥る方は、自分よりも他人にばかり目が向いています。心の奥底にトラウマを抱えている可能性が大いにあるといえるのです。

親との関係には、発達性トラウマを知る手がかりが

多くの場合、発達性トラウマを生む最大の原因は、家庭内で起こります。両親、そして家族はいちばん身近な存在であり、遺伝的にも環境的にも大きな影響があります。発達性トラウマがあるかどうかを知るためには、自分にとって親や家族がどのような存在だったのかじっくり見つめ、探り、知ることが不可欠でしょう。

両親や家族との関係を整理するには、ノートに書きだすのがいちばんおすすめです。両親や家族がどのような育ちをしたのか、どのような性格なのか、自分をどのように扱ったか、そのとき自分はどう思ったのか、そして、家族は自分に対してどのような感情や気持ちを抱いていた様子だったか、といったことを、思いだせるかぎり書きだすのです。

まずは、マイナス要素から一気に書きだしましょう。それが終わったら、プラス要素をゆっくりと書きだします。

いずれも抵抗があり、時間はかかるでしょう。思いだした内容によっては、不安や苦痛を覚えるかもしれません。そのようなときには途中でやめて、書けるときがきたらふたたびトライしてください。

辛抱強く、時間をかけてこの作業を続けることで、必ず発見があります。

記憶をさかのぼり、さまざまなことをノートに書きだす中で、家族への想いに矛盾を感じたり、家族の「ある行為」が許せないことに気づくかもしれません。

「母親が自分にしてくれたことは感謝している、でも自分は母親と同じように、子どもを育てたくない」

「おばあちゃんのことは好きだけれど、家族旅行のときにいわれたヒドイひと言は、いまでも許せない」

「父親は嫌いではない。でも自分は父親のような人とは絶対結婚したくない」

このように何かひっかかりを感じるポイントを見つけられたとき、そこに発達性トラウマが隠れている可能性があるのです。

心理ブロックは、専門家の力を借りてはずそう

こうしていろいろなことをやってみて、自分には発達性トラウマがあるかもしれないと少しでも感じたら、それらを解放するために、専門家の手を借りることをおすすめします。

発達性トラウマは、心の深い場所で、頑丈な箱の中に凍結保存されて、蓋まで閉められ、長い期間それと気がつかれずに保管されています。

蓋が開けば、フラッシュバック（トラウマ記憶が、そのときの体験のようにリアルに噴出してくる現象）が生じ、パニックに陥ることが少なくありません。専門家の手を借りずに、ひとりでその状況に立ち向かうと、心に余計な負荷や傷を負ってしまうこともあるでしょう。

専門家やセラピストとおこなうセラピーやカウンセリング以外で、フラッシュバックと戦うことは、武器をもたずに戦いに出るようなものです。一度出てきたトラウマを封じ込めるのも、非常に苦しい戦いになってしまいます。

専門家とおこなうトラウマ治療であれば、凍結された過去のトラウマ記憶を、安全

に少しずつ引きだして解凍でき、その場でうまく処理することができます。

そもそも、発達性トラウマを抱えている人にとって、「心の奥底の蓋を開けて中を見なさい」といわれるのは、「崖から飛び降りなさい」といわれるのと同じです。ひとりでやろうとしても、できないことが多いでしょう。だからこそ、専門家と一緒に発達性トラウマに向き合う必要があるのです。

実際、クリニックに心理治療を受けに訪れた患者さんでも、いざ治療を始めようとすると、過去のイメージや感情、感覚が出てこないなど、患者さんの気持ちにブロックがかかってしまっていることがよくあります。

患者さん自身、自分のトラウマの正体を知ることが、治療の第一歩だということを頭ではきちんと理解しているし、だからこそ、トラウマ治療を始めたわけです。でも、頭でいくらわかっていても、潜在意識のほうがストップをかけてしまうのです。

この状態を「心理的逆転」といいます。

心理的逆転とは、心の自然治癒を自ら妨げ、効果的な治療がおこなわれるのをブロックする心の状態です。心理的逆転が起きていると、周囲へ否定的な態度をとったり、自分を傷つける行動を無意識にとってしまいます。

「恐怖心をなくしたい」「トラウマを解消したい」といいながらも、セラピーを受けても効果のない人は、この状態に陥っています。自分の抱えているトラウマに対して心理的に逆のことをしてしまっているのです。

トラウマ治療では、まずは心理的逆転を戻すことが優先です。心理的逆転を戻し、「子ども時代の記憶や心情、感傷を抱えている心の中の小さな自分（＝インナーチャイルド）」と対話し、そのインナーチャイルドを元気にすることが、専門家のおこなうトラウマ治療の目標です。

50歳をすぎて、トラウマに気づいた人もいる

ある知りあいの精神科医は、就学前のまだ幼いころに、お姉さんとお医者さんごっこをしたことがあるそうです。子どもですから無邪気なもので、その経験がトラウマになることはなかったといいます。

ところが、思春期に入って性的なこともわかってくると、幼いころにおこなった自

分の行為を深く恥じるようになりました。

お姉さんの人生にはいろいろなことがあり、その多くが幼いころのお医者さんごっこの影響だとも思えたそうで、お姉さんの苦労を見るにつけ、医師は罪悪感にさいなまれ、そのことでトラウマ治療を受けることもあったそうです。

しかし、最後までお姉さんに直接謝ることができないまま、お姉さんは亡くなってしまいました。

50歳をすぎたころ、あるトラウマ治療の中で、幼いころのその場面が再び現れてきたそうです。

そのときのセラピストが、「あなたは悪くない。自分を責めなくてもいい。好奇心旺盛な子どもなら、みんなすること。ふつうのことなんですよ」と、本当にやさしく癒やしてくれ、とめどもなく涙が流れたそうです。

長年の心のつかえがとれてきたのを感じ、スッキリした気分になれたとき、自分がしまい込んでいたトラウマがいかに重たかったかを思い知ったといいます。そして、

50歳をすぎてようやく、幼いころの罪悪感から解放されたのです。

罪を贖《あがな》うために自分は頑張らなくてはいけない……。その強迫観念にも似た強い感情に突き動かされて、寝る間も惜しんで懸命に働いてきたことにも気づいたというのです。

この医師の性的加害の話は、「いかに発達性トラウマが根深く難治であるか」ということと、それでも、「適切な治療を受ければ、発達性トラウマも解消できること」を物語っています。

歯が痛んだら歯医者さんに、お腹が痛んだら内科医にかかるように、心が痛んだらトラウマ治療のできるセラピストやクリニックを訪れることをおすすめします。

発達性トラウマを抱えているということが、特定の人の特別な話ではないという認識が、もっと世の中に根づき、気軽に発達性トラウマに詳しい治療家の門をたたける時代がくることを切に願っています。

第3章

なぜ、発達性トラウマが人間関係をこじらせるのか

人はもともと、自分の気持ちを調整できない

母親との関係が感情調整機能を育てる

ここまで、他者との人間関係がうまくいかなくなる原因である「発達性トラウマ」について詳しくお伝えしてきました。

発達性トラウマという小さなころの心の傷が、自己肯定感や基本的信頼感が育まれることを阻《はば》み、脳にダメージを与える。自己肯定感や基本的信頼感をもてないことによって、人間関係がうまくいかなくなると、お話ししてきましたね。

実は、発達性トラウマが、自分の心や対人関係に及ぼす影響は、ほかにもあります。

ここでは発達性トラウマがどのように人の心を変え、「他人との関わり」をむずかしくするのかを、具体例を出しながら、より詳しく解説していきます。

発達性トラウマを抱えていると、「感情調整機能」が十分に育たずに、人間関係に問題が起きるケースが少なからずあります。

私たちは自分の気持ちや行動を調整しながら生きています。これを可能にしているのが、「感情調整機能」と呼ばれるものです。

カッとしてもむやみに逆上しないですみ、自分が思ったことをそのまま口に出さないですむのも、この感情調整機能が働いているおかげです。

実は、感情調整機能は生まれながらに備わっているわけではありません。成長する過程で、まわりの人たちと関わり、彼らの言動や様子を見たり、まねたりしながら学習していくのです。

最初の「先生」はお母さんです。お母さんとの交流によって、人間にはいろいろな感情や気持ちがあること、そして、自分が泣いたり、笑ったりすると、相手が反応してくれることを知り、気持ちの調整法や表し方を学んでいきます。

赤ちゃんは生後ほどなく、生理的にほほえみはじめます。ニコニコすると、お母さんも「あら、ご機嫌ね、楽しいね」などと、こちらの気持ちを想像してくれますし、オムツがぬれていたり、不安だったりして泣くと、「オムツ替えましょうね」とか「怖い夢でも見たの?」などと話しかけて、こちらの気持ちを想像したり、察知してくれます。

このようなやりとりの中で、赤ちゃんはお母さんと自分の心が共鳴し合うことを知り、人間のコミュニケーションのとり方を肌で覚えるのです。

成長するにつれて、お母さん以外の人たちとの交流も増えてきますし、言葉も話せるようになります。子どもは、いろいろな大人の言動に接することで、言葉や態度によって気持ちや要求を伝え、おたがいに共鳴し合える関係を打ち立てられることを知ります。

自分の感情をそのままぶつけるのではなくて、ときには、その感情をセーブしたり、言葉で説得することの大切さを知り、そのための方法を身につけていきます。

癪《しゃく》にさわったからと、友だちを蹴飛ばそうとしたら、「言葉でいえば伝わるよ、いってごらん」と大人にいさめられたりもします。

このようにして、子どもたちは感情調整機能を身につけていき、他者と心を響かせ合いながら、良好な人間関係を築くための能力を高めていくのです。

育ち方しだいでは、自分の感情がわからなくなる

ところが、母親に愛されずに発達性トラウマをつくってしまう子どもは、感情調整機能が育まれる環境とは正反対の環境におかれています。

いくら泣いても、お母さんはきてくれない、自分がニコニコしても、お母さんは無表情で抱いてくれることもない……。このようなことが続くと、赤ちゃんは自分に自信がもてなくなったり、母親を信頼できなくなったりして、自分の感じ方や感情そのものが間違っているように感じます。

カッとなって子どもを叩いたりする親は、感情調整機能をうまく働かせることができていません。だから平気で子どもを叩けるのです。親がそのようなことでは、子どもは親から感情調整機能を学ぶことはできません。

感情調整機能を学ぶことができなければ、大人になっても、他人と関わるときに自分の感情をうまくコントロールすることができません。相手の気持ちはおかまいなしで突然逆上するようなことがあれば、他人とよい関係を築くことはむずかしくなって

しまいます。

　また、両親などの養育者が、子どもに対して、口では「大好き」といいながらも実際には嫌っているような行動をとったり、そのときの体調や気分でほめられたり、叱られたりすると、子どもは、その大人を信頼できなくなり、さらには、自分の喜怒哀楽の感情や、快・不快、痛い・痛くないといった感覚を麻痺させて、感じなくなっていきます。その結果、自分の感情や感覚がわからなくなってしまうのです。ただ、神経伝達は麻痺しても、神経そのものは生きているので、感情や感覚を求めつづけてしまいます。この状態が続くと、やがて勝手に神経が興奮して、ささいな刺激にも強く反応するようになっていきます。こうなると、ますます感情調整がむずかしくなってしまうのです。

マイナス思考も、被害妄想も、トラウマ記憶から生まれる

「あの人とは絶対に離れられない」と思ってしまう理由

人は育った家庭の中で、物事の感じ方や考え方、行動の仕方を身につけていきます。幼いころに家庭で身につけた感じ方や考え方、行動の仕方は、大人になっても変わることなく、考え方の枠組みとしての価値観やルールとなるのです。

中でも、小さなころに培った考え方は、大人になっても根強く残り、「スキーマ」として機能することが多々あります。

スキーマとは心理学の用語で「意識することもないほど、自分の心の中に染みついている約束事」のことを指します。思い込みといい換えても、いいかもしれません。

人は環境や内部からの情報刺激を「それぞれのスキーマ」をとおして得ています。

よくいわれることですが、コップに半分入った水を見て「こんなにたくさん入っている」と感じるか、「これだけしか入っていない」と感じるかは、人それぞれのスキーマによって異なります。

スキーマによって価値観やルールは異なり、物事や世界は1人ひとり異なるかたちでとらえられているということになります。

第2章でお伝えしたように、発達性トラウマを抱えている人の中には、子どものころから親に認めてもらえるいい子を演じつづけ、大人になっても、それが「自分の本当の姿だ」と思っている人が多々います。そのような人は、大人になってもなお、ありのままの自分を見出せず、親に認めてもらえるような「仮面をつけた自分」を必死で演じることになるのです。

このような人たちに多く見られるスキーマに、「見捨てられ不安」があります。

「愛してもらいたい、守ってもらいたい、理解してもらいたい」という欲求が満たされないと、「自分はひとりぼっちで、人とつながれない」というスキーマが生まれてしまいます。その結果、「人はみんな、自分を見捨てていく」「人は自分を攻撃してくる」「人は自分を愛してくれない」「自分にはいいところがなく、変り者」などの考え方に陥ってしまいます。そうして、人にしがみついたり、人を警戒したり、人と離れたり、人を避けたり、引きこもったりするようになるのです。このような痛ましい考え方に陥ってしまう背景には、親に愛されていないという不安感や自分を肯定できない自己肯定感の不足があります。

私たちはふつう、幼いころから親に多少叱られたり、どなられたりしても、自分は、親に愛されているという絶対的な信頼を抱いています。完璧じゃないとしても、「ありのままの自分」を親は愛してくれているという信頼ですね。

ところが、親子の関わりの中で、ありのままの自分では認めてもらえず、いつも抑えつけられていて、「自由にのびのび動きたい」「楽しく遊びたい」などの欲求が満たされないと、「自分をがんじがらめにしなくては」というスキーマが生まれます。その結果、「人生はつらいことだらけ」「きちんとしなければ」「失敗は許されない」などの考えになってしまいます。そうして、物事を否定的にとらえたり、感情を抑制したり、完璧主義になったりして、自分を責めるようになるのです。心の傷が深いだけ、仮面をつけて隠すことが多くなります。仮面が増えると、そのぶんさまざまな〝思い込み〟も増えていき、それが自分の行動に大きく影響するようになるのです。

このスキーマがあると対人関係でも、否定的に出来事をとらえたり、完璧主義的な考えをするようになります。そのため、相手の言動をネガティブに受けとめることが多くなったり、対人関係でも「白黒をはっきりさせたい」という考えが生まれます。人と人との関係においては、曖昧な言葉でしか示せない関係も多々あります。

しかし、この考え方に陥っている人にとっては、すべてが「敵か、味方か」という2択の中におさまってしまい、あの友人とは絶対に離れられない、または、この恋人とは距離をおかなければいけない……という、勝手な思い込みをもつことで、自分や他人を追いつめてしまうことがあるのです。

マイナスのスキーマが、自分の姿も他人の姿も歪める

子どものころから何度もトラウマを負ってきた人たちは、歪んだマイナスのスキーマに悩んでいることが多々あります。

親から暴力をふるわれたり、口汚く罵られたりすることは、マイナスの自己イメージを幼い心に注入されつづけるようなものです。幼い子どもには親のそのような行動

や言葉をはねつける力はないので、それらはそのまま心の中に侵入してきます。

そして、「ぶたれるのは自分が悪いからだ」「『おまえはダメな子だ』とお母さんがいうのだから、自分はダメな子なんだ」という極度にマイナスに歪んだスキーマが形成されていくのです。

このスキーマは、自分自身について考えたり、感じたりするときにも働きます。

そのため、自分自身をマイナスのイメージでしかとらえられなくなり、その結果、「私にはできっこない」「きっと私は失敗する」「私のことを必要としてくれる友だちなんていいるわけがない」といったマイナス思考にはまってしまうのです。

このマイナスのスキーマは、他人を見るときにも影響を及ぼします。マイナスのスキーマで他人を見たとき、そのスキーマが「拡大レンズ」となって、自らの卑小さとは対照的に、相手がことさら大きく見えてしまい、優秀で、幸せな人生を送っているかのように感じたりもするのです。

そのせいで、相手に対してオドオドして、自分の考えを主張できなかったり、あるいは、卑屈なほど従順になったりといったことが起きてしまいます。

また、そのスキーマは他人を「自分を裏切る人」として見せてしまうこともあります。最も信頼できるはずの親からひどい仕打ちを受けてきたため、発達性トラウマの人は人に対する見方が歪んでいます。そのスキーマで他人を見ることで、相手は自分を裏切る人だ、ひどい目に遭わせる人だ、といった過剰な警戒感が生まれるのです。

このように、トラウマ記憶は心にマイナスのスキーマをつくりあげることで自分の姿も、他人の姿も歪めてしまいます。

歪んで見える自己と他者とでは、ぬくもりにあふれた健全な関係を築くことはできません。

被害妄想と発達性トラウマの関係

発達性トラウマを抱えていると、マイナスのスキーマをもっているためマイナス思考に傾きがちですが、このマイナス思考が高じると、ときに被害妄想も生まれます。

妄想とは客観的に見て、また、一般常識で考えればありえないことを考え、確信することを指します。

その中でも、自分に被害や危害が加えられていると思い込むのが、被害妄想です。

たとえば、あの人は私を嫌っている、私をワナにかけようとしている、私の足元をすくおうとしている、みんなで私の悪口をいっている……などと、ほかの人が見たら、ありえないことを考えだして、それを勝手に確信するのです。

この被害妄想に関係するのが、「感情の理由づけ」という現象です。

感情の理由づけとは、自分の感情を「真実を証明する証拠」のように考える思考パターンです。

たとえば、あなたが、取引先のAさんに会いにいくことに恐怖や不安を感じていたとします。Aさんに会うのが不安である本当の理由は、打ち合わせの準備がまだできていなくて、Aさんに叱られるのが怖いだけだとしましょう。

でも、そのような思考を経ることなく、感情を唯一の根拠に、被害妄想的に「Aさんは私を嫌っている」「私をワナにかけようとしている」などといった結論を導きだしてしまうのが、感情の理由づけです。

そう思い込むことで、ようやく自分が感じている不安や恐怖という感情に理由を見出すことができて、自分で自分を納得させられるわけです。

強い緊張が「悲観脳」を強くする

脳がマイナス思考をとめられない

実は発達性トラウマの人は、脳の状態から見ても「マイナス思考」に傾きやすいといえます。

強い危険や恐怖を感じると、感覚も感情も思考もすべてネガティブに意味づけされます。それは脳の中にある恐怖の回路の中枢である扁桃体の働きによります。

楽観的に物事をとらえるときに働くのは、脳の左側の前頭前野を中心に存在する「楽観脳」と呼ばれる神経回路です。楽観脳のある左側の前頭前野には、感情を抑え込み、不安や恐怖の渦に思考が巻き込まれるのを防ぎ、情緒的混乱に陥るのを防ぐ働きもあります。

反対に悲観的に物事をとらえるときに働くのは、脳の中央にある扁桃体に存在する「悲観脳」と呼ばれる神経回路です。

悲観脳の回路がある扁桃体は、その働きが強いと、とてもネガティブな精神状態になることが知られています。イライラしやすくなったり、精神的ストレスを受けやすくなったり、気分にムラが出たりするのです。

子どものころに虐待などを受けた人たちは、脳が強い緊張にさらされつづけた結果、悲観脳が強くて、楽観脳が弱い神経回路のパターンをもつようになります。

楽観的な思考や認知に関わる前頭前野の機能が弱ってしまうのです。しかも、発達性トラウマを抱えていて「過覚醒（強いストレスを受けたときに起こる緊張状態が、ストレスがなくなったあとも持続する状態）」に陥っている人は、恐怖の神経回路の中心的役割を果たす扁桃体が過剰に活動していることもわかっています。

ふつうなら、扁桃体が暴走すれば、前頭前野がブレーキをかけます。しかし、発達性トラウマを抱えている人は、左側の前頭前野の機能が低下しているので、それがうまくいかないのです。

また、内側の前頭前野は「心の理論の回路」の一部でもあります。

心の理論の回路には「他者の心の状態を推測すること、つまり、他者の心の状態を理解し、他者の行動を予測すること」という機能があります。この機能が弱いと、相手の気持ちがわからない状態となり、自分の欲求を一方的に突きつけたり、相手の気持ちを無視した言動をして、他者と関わることがむずかしくなるのです。

発達性トラウマの影響を受けている人は、脳科学的に見ても、他人とよい関係を築くのが困難だといえます。

怒りを感じやすくなるのには、理由がある

怒りの裏には「甘え」の存在が

多くの発達性トラウマは、両親をはじめとする家族とのすれ違いや、不十分な心のやりとり、または虐待やネグレクトの中で起こります。

それだけに、自分のすべてを包み込んでくれる、やさしくて、誠実な友人や恋人との出会いによって救われ、トラウマが解消されることはよくあります。

そのいっぽうで、自分を守ってくれる、安全な人にようやくめぐり会えたというのに、その友人なり恋人なりに、わきあがってくる怒りをぶつけて攻撃し、せっかくできあがった関係を自ら壊してしまうこともあります。

身近な人に思いきり怒りをぶつけてしまう……。自分がしてしまったことがある人も、身近な人から突発的な攻撃を受けたことがある人もいるのではないでしょうか。

これも、発達性トラウマが心に与える影響のひとつなのです。

順を追って、その不可解な行動とその裏にある心理を紐解いていきましょう。

まず、この行為をおこなう理由のひとつには、「甘え」があります。

発達性トラウマを抱える人は、自己肯定感が弱く、他者への依存度が高くなりがちです。依存度の高い人は、しっかりした自分軸と自己肯定感がもてないかぎり、精神的自立は手に入りません。実際、自分が依存している友人なり恋人がいなくなったら、自分は生きられないとも感じています。

そんな自分自身への情けなさ、自己否定感や見捨てられ不安、深い悲しみ、怒りを、何もやり返してこない安全な人に向けてぶつけるのです。

思春期の子どものようなものですね。親の干渉をひどく嫌い、自立したいけれど、親に経済的に依存しなければ生きていけない……。「ほっとけ」と「何とかしろ」を同時に親に迫り、攻撃するのが思春期の子どもの特徴です。

なお、発達性トラウマをもつ人は、外部からの刺激に敏感で、人づき合いが苦手な人が多いですから、職場や出先では緊張を強いられストレスが溜まりがちです。そして、人によっては「こうしたい、ああしたい」と自己主張をするかわりに、「こうしたほうがよかった」「ああいえばよかった」と、他人の目ばかりをつねに意識して、自分の感情を抑え込み、鬱屈した思いを抱えることも多いのです。

そのため、安心できる恋人などのもとに戻ったとき、押さえ込んできた苦しみや悲しみを怒りとして、その人に向けて爆発させることがあります。こうした態度もまた、甘えそのものといえるでしょう。

大事な人に対しても、疑心暗鬼に

自分にとって安全な人に対して攻撃するのは、他人を信頼できずに、疑心暗鬼になっていることも関係しています。

くりかえしになりますが、発達性トラウマの人は、歪んだマイナスのスキーマをもっているために、とにかく自己肯定感が弱く、他者から肯定されているという感覚も低くなっています。

小さなころに、親や教師など目上の人から暴力を受けたり、友だちからいじめを受け、罵詈雑言を浴びせかけられたりしていれば、「自分はダメな人間だ」「愛される価値がないんだ」「くだらない、見下げた人間なんだ」などと感じるようになるのも仕方ないのかもしれません。

そのような低い自己評価に貫かれている人の心の中では、たとえ相手が本当にやさしくしてくれても、「本当は嫌われているのかもしれない」「いつか裏切られるかもしれない」「だまされるかもしれない」といった疑心暗鬼がひょいひょい頭をもたげてくるのです。

すると、その不安から相手にイライラをぶつけたり、また、相手のちょっとした言葉に反応して怒りだしたりしてしまいます。

ただし、その安全な人が、反撃に出るような相手だったり、自分の心の内を見透かされているような気のする相手だったりすれば、たいがいそのような攻撃に出ることはありません。

安全で、かつ、やさしい人に、歯向かっていく――。

まさに自立に悩む思春期の心もようです。

歪んだ人間関係に心地よさを感じることも

なぜ同じような傷をもった人に、惹かれるのか

自分では気づいていなくても、トラウマを抱えている人は、同じように何か痛みを抱えている人に惹かれるものです。

抱えている心の痛みを最も理解し合えるのは、同じようなトラウマを抱えていたり、同じような経験をした人たちだと、心のどこかで思っているからかもしれません。

依存や現代における関係性の問題について研究している小西真理子氏の著作『共依存の倫理』（晃洋書房）には、「家族から愛されずに育った人は、自分と同様に愛されずに育った配偶者を選び、おたがいにその相手を愛することで、自分の気持ちを満足させていると考えられる」という内容の記述もあります。

実際に臨床の現場で、発達性トラウマを抱えている方にお会いすると、このような傾向はよく見られるように思います。

このような関係でも、おたがいがおたがいを必要とし、うまくいっているうちは、まったく問題ありません。しかし、この心理によって、暴力をふるったり、働かなかったりなどのいわゆる「ダメ男・ダメ女」にはまってしまったり、反対にトラウマをもっていない人との関係をまったく築けなかったりすると、人間関係に支障が出てきてしまいます。

ここでは、具体的なケースを見ながら、発達性トラウマの方が陥りやすい「親密な人間関係」をいくつか紹介していきましょう。

「あなたを救えるのは私だけ」の思いが人を結びつける

心の奥深いところでふれ合える、理解し合えるのは、トラウマを共有している相手だけ。そんな思いが無意識のうちにある人が多いのでしょう。発達性トラウマを抱えている男女が、磁石のように惹かれ合うことはめずらしくありません。

ある若いイケメン男性と、男性よりも年上の魅力的な女性の「解離カップル」もそうでした。

「解離」とは、無意識に起きる心の防衛反応であり、自分の体験や記憶を意識から切り離し、感じなくしてしまう心の動きのことです。

つらい経験などをしたときに、その体験を自分が感じることがつらすぎるので、意識から切り離し、その記憶をすっかり忘れ去ったり、「もうひとりの自分」を自分の中に生み出して、記憶を抱えてもらうということを無意識におこないます。

「解離カップル」というぐらいなので、男性も女性も解離を抱えています。

ふたりともふだんはやさしく、おだやかなのに、いったん解離状態になると、攻撃的で暴力的な交代人格が現れて、暴れだします。実はこのカップルに解離が起きたのも、もとはといえば「子どものころのつらい体験」があったためです。幼少期に自分では抱えきれないほどのつらい荷物を負わされ、生き残るための戦略として解離が起き、交代人格を生みだしたのです。

男性は子どものころから、父親に暴力をふるわれてきたことがトラウマになっていました。あるとき、男性に催眠療法をおこない、子どものころに戻ってもらうと「お父さん大好き、遊んで」と猛烈に泣きじゃくるのです。いっぽう、母親に対しては「おれのことをほっときやがって」と、恨みや怒りをあらわにしました。

暴力をふるう加害者である父親には、怖がりながらも、ひたすら愛着を求め、そのいっぽうで、仲のいい母親には殴りつける父親を止めようとしなかったことへの嫌悪感を見せたのです。

女性のほうは、母親からやさしい虐待を受け、家族の混乱を抑える世話役として育っていました。

このふたりのように、父親につらい目にあわされた夫と、母親から虐待を受けた妻のカップルは、実は、よく見られる組み合わせです。

男性は父親から受けた傷を、母親のような甘えられる年上の女性に癒やしてもらいたいという願望があります。いっぽう女性は女性で、母親から母性を示してもらえなかったために、母性へのあこがれとこだわりが強いのです。年下の甘えん坊の男性となら、母性を思う存分、発揮できます。

つまり、このふたりはおたがいの求めているものが合致しているのです。この女性の口グセは、「彼を癒やせるのは、私しかいない」というものでした。そして、男性は私に「彼女といると、とても落ち着く」といったことがありました。

トラウマが深いと「快」が強くなる

相性がいいとはいえ、先ほどの例では、ふたりともトラウマを抱えていることに変わりはありません。

女性が「やさしいお母さん」をしていても、ささいなことがきっかけで夫婦ゲンカが始まると、たいてい彼が解離して別人格になり、女性に暴力をふるうことになります。すると、暴力をふるわれているうちに、彼女のほうが解離して別人格になり、彼のほうは解離から覚めるのです。

片方に解離のスイッチが入ると、もう片方が解離から現実に戻り、覚めます。ふたりとも同時に別人格にはならないのが、解離の不思議なところです。

このようなドタバタをくりかえしながらも、ふたりはおたがいを必要とし、守り合っています。

親から暴力を受けたというトラウマ体験を共有している者同士、たがいに求め合う感覚が一致していて、そのことが、ほかの相手ではありえないほど、ふたりを強く結びつけているのでしょう。

このように、トラウマが深ければ深いほど、理解し合い、助け合うことができます。いっぽうで、怒りの人格も出やすく傷つけ合ってしまうのも事実です。

暴力男から離れられないのは、トラウマの「再演」のせいだった

女性に暴力をふるう男など最低であり、そのような男だとわかれば、すぐに別れるべき……。そう考えるのが、ふつうの感覚でしょう。ところが、暴力をふるわれて命からがら逃げ出しても、じきに夫の元へ戻っていく女性がいるのです。

D子さんもそのひとりでした。彼女は天使のようにかわいらしくて、気立てがよく、頭の回転の速い女性でした。ところが、父親から暴力をふるわれる母親をかばいながら、母親の愚痴を聞き、明るく気丈にふるまういっぽうで、父親から性的暴力を受けるという発達性トラウマを抱えていたのです。

D子さんがつき合うのは、みんな、イケメンで女たらしの若い男性です。そして、

そろいもそろって、気に入らないことがあると、すぐに彼女を殴りつけます。それも、立ち上がるのもやっとというほどまでに殴るのです。D子さんはそのたびにたまらずシェルター（女性がDVなどから逃げるための施設）へ逃げ込むのですが、しばらくすると、その暴力男の元へ帰っていきます。

まわりの人たちがいくら「別れるように」といっても、そして、本人も納得して「別れる」と約束しても、なかなか男と別れることができません。それどころか、苦労して稼いだお金も、自分の体も求められるままに与えてしまうのをとめられないのです。いったいなぜ、D子さんのように多くの女性たちが暴力男の元へ戻っていくのでしょうか。そして、なぜ、その男から離れられないのでしょう。

第2章で少しふれた、トラウマの「再演」という現象が、理由のひとつに考えられます。再演とは、自分でも無意識のうちに、過去のトラウマ体験と同様の状況にあえて身を置こうとする現象のことも指します。過去に自分がコントロールできなかった事柄や状況を、今度こそ、自分の力で対処し支配しようという心理が働いているのです。女性たちが暴力的な男に引き寄せられ、さらに、殴られても蹴られても、その男から離れられないのも、また、親から殴られたり、蹴られたりしたトラウマ体験の再演と考えると、説明できます。

しかし、D子さんの場合には、子どものころに求めても得られなかった「愛されたい」「認められたい」という欲求を今度こそ満たそうという心理が働いていたと考えられます。

ただ、今度こそ愛されよう、認められよう、必要とされようという無意識の思いがあっても、その願望が実現することは、ありえませんでした。なぜなら、「愛されないのは自分の努力が足りないからではないか」「自分には愛される価値などないのではないか」という自分を責める心が、D子さんの中に根強くあったからです。自分の本当の心から目をそらして、自分軸で生きようとせず、相手が変わることばかり期待していても、同じことをくりかえすばかりです。まず、自分が変わらなければならないのです。

ダメ男をペットのようにかわいがる女性の心理とは？

暴力とは無縁でも、怠け者で優柔不断で経済力もない、そんなダメ男ばかり好きになる女性もいます。

そういった女性たちの行動にもおそらく、発達性トラウマが関係しています。

それも多くは、母親との関係で生まれるものが原因です。

母親に愛情をかけてもらえない、もしくは、両親が離婚して幼いころに母親から引き離された……そのような女性は、母親らしいこまやかな愛情を知らずに育ちます。

それゆえに、自分が得られなかった母性に対する強いあこがれがあるのです。

心にできた傷とともにもっていた強いあこがれは、大人になってからもくすぶりつづけ、異性とのつき合いの中で自らが「お母さん」となり、母性に浸る……という行為につながります。

精神的にも、経済的にも自立している「まともな男性」は、「お母さん」を必要としていません。大人になっても「お母さん」を必要としている男性は、残念ながら、そんな「自立した大人の男性」と対極にいるといえるでしょう。

しかし、母性を発揮できる対象であるダメ男が、彼女たちにはかわいくてなりません。中には、ダメならダメなほどかわいく感じられてしまう女性もいます。「デキの悪い子どもほどかわいい」などといわれますが、その恋人版といえばよいでしょう。

自分よりもダメな人でないと愛せなくなる

母親から愛されなかった、母性を感じられなかった女性ばかりが、ダメ男にはまるわけではありません。小さなころの嫌な体験が原因で、自己肯定感がとても低い女性も、ダメ男にはまる可能性が高いと、私は考えています。

幼いころに学校の先生や、周囲の友だち、家族などから、「ダメな子」だの「トロい」などといわれつづけていると、自己肯定感がとても低くなります。自己肯定感が低いと、心の奥底に「ダメな自分では、まともな男性とは釣り合わない」という気持ちが確信のように生まれるのです。

しかし、相手がダメ男であれば、心配ありません。いつでも自分が優位な立場でいられますし、もちろん「ダメな子」「トロい子」といわれる心配もありません。「バカにされるかもしれない」といった不安から解放され、心に余裕も生まれるでしょう。

それどころか、今度は自分が相手を「ダメだ」だの「トロい」だのということができるのです。

発達性トラウマがあって、自己肯定感の低い女性たちの中には、自分よりも劣っていると思える異性を支配することでようやく、過去の苦しみ、悲しみから解放されるように感じられる人もいます。トラウマを抱えている被害者は、自分を守るために加害者の考えを無意識にとり込みます。やがて、被害者の中にいる「加害者」が、新たな被害者をつくりだすのです。

この場合であれば、トラウマとなる暴言や暴力を受けた女性が、トラウマの原因である加害者を自分の中にとり込みます。そして、女性の中にいる「加害者」が、女性よりも劣っている男性に対して支配を始め、男性の中に新たなトラウマを生むのです。しかし、被害者の中にいる「加害者」は、被害者が本来もっていた心ではありません。そのため被害者は相手を支配していても、どこか居心地が悪く、自分らしくない感じがしているのです。

男女がおたがいをひとりの人間として尊重し合えるのが、健全な関係であるなら、大人の男性をペットのようにかわいがったり、自分が絶対的優位に立てる相手との中で安心感を得たりする関係は、やはりどこか歪んでいるといえます。

うまくいかない人は過去を生きている

「幸せになって見返してやる」は、危険な言葉

ここまでご紹介したように、暴力夫に痛めつけられたり、働かない男にだまされたりして、結局、別れることになったとき、女性によっては「絶対に幸せになって、見返してやる！」と、周囲に宣言したりします。

この言葉、いつまでも恨みつらみをいい募ったり、相手に対して未練たらたらだったりするよりも、よほど潔く感じられるでしょう。

それに、「幸せになって」のひと言には、前向きに生きていくという気持ちがこめられているようにも感じられます。

でも、「幸せになって見返してやる！　宣言」は本当に潔くて、前向きな気持ちの表れといえるのでしょうか。

私には、とてもそのようには思えません。

相手のことをいまだに強く意識しているのです。

「見返してやる」というくらいですから、相手のことをいまだに強く意識しているのです。たとえ相手に未練はなくても、恨み、つらみが残っているのです。つまり、この宣言は、過去にとらわれていることの表れ以外の何ものでもないのです。

過去にとらわれているということは、ある意味、過去を生きているのと同じです。過去にこだわる時間があったら、「いま、このとき」を生きることにエネルギーを費やしたほうが、よほど生産的であり、脳にとっても省エネです。

大切なのは、「いまを生きる」ことです。

裏切った恋人、暴力をふるった夫を恨むかわりに、彼らとの関わりを過去の失敗として自分の中で認めたうえで、「人生には失敗がつきもの」と割りきればいい。そして、「いい勉強になった」と思って、過去を手放すのです。

過去を手放すことこそ、前向きな生き方という言葉にふさわしいものでしょう。

脳から見ても、「いまを意識することが重要」

先に「楽観脳」が存在しているとお伝えした左側の前頭前野は、動物の進化や個体発生の過程で遅くできあがった脳であり、成長が完了するのに25歳ごろまでかかります。この部位が、人の知性や理性や意思を担っています。

そして先に「悲観脳」として紹介した扁桃体は、感情や情動を担っています。この部分は比較的先にできる古い脳です。

危険に対処する恐怖の回路の中心にあるのは扁桃体であり、危険な出来事に対し、一瞬で恐怖反応を引き起こします。

恐怖の回路は、扁桃体から前頭前野に向かって伸びています。実は、この回路のほうが、その逆（前頭前野から扁桃体へ伸びる回路）よりもずっと数が多いのです。そのため、危険を感じる脳の働き、つまり、感情や情動を司る扁桃体のほうが、感情を抑えて理性的に考える脳、前頭前野よりもずっと大きな影響力をもつことが多々あります。

この悲観脳優位な神経回路のしくみを逆転させて、楽観脳を優位に働かせるためにはどうすればよいのでしょうか。

詳しい方法は第5章でもお伝えしますが、簡単に説明すると、まずは悲観脳を刺激しないように、嫌なこと、人、物を怖がったり、そこから逃げたり、それと戦ったりしないことです。

さらに、楽観脳を強くするために、強気になり、危険だと思われるものとは距離をおき、現状を分析し、そしてリラックスすることが大切です。

発達性トラウマを抱えている人は、悲観脳が優位になりがちですが、危険への対処で大切なのは、あくまで現実的に冷静に対処すること。現実的に冷静に対処するときにも、自分を強くする自己肯定感が必要です。自己肯定感の高め方も、第5章で詳しくお伝えします。

第3章では、発達性トラウマが人間関係を複雑にする理由を、さまざまな角度からお伝えしました。

解離や再演などの例が出てきたので、〝自分には関係ない〟と思われた方もいるかもしれません。しかし、つらい出来事があったときに、その前後の記憶があいまいになったり、うまくいかない出来事に何度も立ち向かい、その出来事を今度こそ自分の力でコントロールしたいと思うことは、誰もが経験することではないでしょうか。

解離や再演は日常の中で私たちが自然にやっていることの極端な例に過ぎないのです。

発達性トラウマもそうです。自分とは関係がない……そう思う方もいるかもしれません。しかし、もしかすると、あなたが抱えている人間関係の悩みの根っこは、小さなころに心の奥底にしまい込んだ「ちょっとした傷」にあるかもしれないのです。

無理に自分の生きづらさを「トラウマ」と結びつける必要はまったくありませんが、トラウマなどないと決めつけて、自分から目をそむけつづけるのもよくないと、私は思っています。

つづく第4章、第5章では、あなたの中にあるかもしれない発達性トラウマに向き合う方法と、発達性トラウマを抱えたまま「よりよい人間関係を築く」にはどうしたらよいかをお伝えしていきます。

第4章

人間関係で悩まないために

発達性トラウマの人に、まず知ってほしいこと

歪んだ状態は変えられる

いつも他人の顔色ばかりうかがっている。気が弱くて「嫌」がいえない。頭に血がのぼると、自分をどうにも抑えられない。その結果、他人に振り回されたり、他人を振り回してしまったり、他人と親密になることができなかった。また、もともと自分にはコミュニケーション能力がないのではと落ち込んできた……。

第3章までは、このように、発達性トラウマを抱えていることで起こりうる「人間関係の歪み」を紹介してきました。

もし、あなたにも思い当たることがあったとしたら、これまでずっと、いたらないと自分を責め、努力が足りないと自分をとがめ、そして、自分の性格を恨んできたこ

とでしょう。

でも、もし、人間関係で起きる悩みの原因が、学校の教師から受けた体罰や、母親からの過干渉によるやさしい虐待による「発達性トラウマ」にあるとしたら、どうでしょう。

あなたが弱かったためでも、努力が足りなかったためでも、意図してそうしたわけでもないはずです。したがって、自分を責めたりする必要はありません。そして、むずかしいかもしれませんが、できたら発達性トラウマの原因をつくった人のことも恨まないでほしいのです。

発達性トラウマによって引き起こされた「いまの歪んだ状態」を、バランスのとれた自然な状態に回復することは可能です。

現に、私のクリックに来ている40〜50代の女性にも、親から受けたトラウマから解き放たれて、自己肯定感がもてるようになった方は何名もいます。

自己肯定感がもてるようになっていくにつれて、自分という人間に対する信頼感がわいてきます。すると、それにつれて、人間関係や人づき合いがうまくいくようになり、あなたの人生そのものが変わるでしょう。

ここまで読み進めていただき、「どうやら、人間関係がうまくいかないのは、発達性トラウマが原因みたい」と思われたあなたのために、ここからは現状をよい方向に変えるための「具体的な心構え」についてお伝えしていきましょう。

コミュニケーション下手な人は、スキーマを変える勇気を

言葉を入れ替えて自分の考えを変える

第1章で、人間関係の悩みは大きくわけてふたつあると、お話ししましたね。
ひとつが、「広く浅い人間関係」に悩みを抱えるケース。もうひとつが、身近な人たちとの「狭く深い人間関係」がうまくいかないケースでした。

まず最初に、発達性トラウマが原因で「広く浅い人間関係」に悩みをもっている場合、どう発達性トラウマと向き合い、考えていけばいいか、お話ししましょう。

会社や職場の人とうまく話せない、他人とコミュニケーションをとるのが苦手、雑談などが煩わしく人づき合いが苦手である……と、悩んでいる方は、まず、自分の脳が悲観脳になっていることと、自分の心の「歪んだマイナスのスキーマ」に気がつく

ことから始めましょう。

とくに、歪んだマイナスのスキーマつまり、思い込みをもっている人は多くいます。これは発達性トラウマによってつくられたスキーマなので、変えるには時間がかかるかもしれません。ただ、時間がかかったとしても、自分の思い込みは、自分で変えることができるのです。

スキーマが変わったとき、「人生はつらいことだらけ」「きちんとしなければ」「失敗は許されない」などの自分をがんじがらめにしていた思い込みや、「自分は嫌われているのかも」「私なんて誰からも愛されない」などの自分はひとりぼっちで人とつながれないという思い込み、「みんなが自分の悪口をいっている」という他者へのマイナス思考や被害妄想も、すっと消えていきます。

これらがなくなれば、人間関係や、その間で起きる出来事をフラットにとらえることができるので、人間関係がだいぶラクになるはずです。

自分にあるマイナスのスキーマを、プラスに近づける具体的な方法をひとつ、お伝えしましょう。

それは、言葉を入れ替えることで、自分の考えを「書き換える」方法です。
ある経験をしたとき、記憶には、その経験のエンドが最も印象に残るという性質がありま す。この性質を利用して文章を使い、自分の考えを書き換えるのです。

具体的にいうと、文章の前文と後文とを入れ替えます。

たとえば、「集中したい。でも、集中できない」から、「集中できない。でも、集中したい」に入れ替えます。

前者のエンドは「集中できない」という否定文ですが、後者のエンドは「集中したい」という肯定文です。エンドが印象に残るのですから、前者では「集中できない」が、後者では「集中したい」が、より強く印象に残ることになります。

つまり、前者では、集中できないという気持ちが残ってしまいますが、後者のように入れ替えることで、集中したい気持ちがより強く残ることになるのです。

「きっと大丈夫！　でも、本当に大丈夫かなぁ？」と思ったときは、「本当に大丈夫かなぁ？　でも、きっと大丈夫！」と、頭の中で思いなおします。

人間関係であれば、「あの人と話せてよかった、でも、もしかして嫌われたのなら嫌だなぁ」を、「もしかして嫌われたのなら嫌だなぁ、でも、あの人と話せてよかった」というように、言葉の順番を入れ替えるだけで、ポジティブな言葉としての印象が強まります。

いつもマイナス思考に考えてしまうクセがあるなら、このような言葉の置き換えをするか、あるいは、「大丈夫、絶対、大丈夫」「ありがとう、ありがとう」「すべてはうまくいっている」など、心がポジティブになる言葉を、自分自身にいいきかせるのもいいでしょう。

こうして、自分の心のスキーマをプラスへと変えていくことで、いつの間にか自然にプラスの考えが浮かぶようになるはずです。

最初は、ふだん意識しない自分のスキーマを自然な状態に戻すことは、とても時間のかかる作業に思えるかもしれませんが、慣れればだんだんと心が軽くなってくることが実感できるでしょう。プラスに考える、プラスの言葉を唱えるクセが板についてきたら、思いきって、周囲の人に話しかけてみましょう。

少しでも会話がはずむなど、他者との関係の中で楽しい経験が積み重ねられれば、コミュニケーションに対する苦手意識を少しずつ、なくしていけます。

「寂しさ」に振り回されないために

なぜ、過剰な寂しさを感じるのか

つぎに、身近な人たちとの「狭く深い人間関係」がうまくいかないケースについて、順に見ていきましょう。

狭く深い人間関係の中で、重要なワードとなるのが、「寂しさ」と「孤独感」です。寂しさや孤独感は誰もが感じるもので、それらをまったく感じない人がいたら、そちらのほうが「ちょっとおかしい」といえるかもしれません。

生きているかぎりは、心のどこかに寂しさを抱えているのが、私たち人間ですが、発達性トラウマの人ではその寂しさや孤独感が、心の中心にあり、怒り、自暴自棄の感情、絶望感、空虚感、孤立無援感、寄る辺のない不安感、はげしい落ち込みなどが同時に次々と襲ってくるのです。

それは子どものころに負った心の傷がいまだ深く、残ったままだからです。

親との間で安定した愛着が築けなかったことによる基本的信頼感や自己肯定感のなさが、その根底に横たわっているのだと思います。

親との間に安定した愛着を築けた子どもは、親という安全基地を確保し、その中で、基本的信頼感や自己肯定感を育てていくことができますし、また、帰ることのできる安全基地があるという安心感の中で、外の世界へ積極的に出ていき、探索する勇気を培うことができます。

もちろん、安定した愛着をもっている人でも、何かに失敗したり、失恋したりしたときに、あるいはただ秋空を見ただけでも、寂しくなることはあるでしょう。

それでも親に愛されてきたという、満たされた気持ちがあるため、つまり、子どものころに育てた愛着があるため、その愛着に裏打ちされた基本的信頼感や自己肯定感によって、過剰な孤独感に襲われないですむのです。

親との間に安定した愛着が育てられなかった人が感じる寂しさは、愛着を築けた人たちとは質量ともにまったく異なります。

親に愛と絆を求めることは、子どもにとって生存のための本能にもかかわらず、求めても、求めても、その愛や絆を得られなかった。そのため、得られなかった愛情を求める気持ち、つまり「認められたい」気持ちが過剰なほど強くなりがちなのです。友だちがいても、恋人ができても、その人たちには、このような過剰な欲求を受けとめることは、ふつうはできないでしょう。友だちや恋人にさえ応えてもらえないことに寂しさは募り、身の置きどころのない孤独感や孤立無援感に苦しむことになるのです。さらに、その寂しさという心の痛みを感じないですむように、知らず知らずのうちに何かにのめり込むようになっていきます。お酒やドラッグなどの気分を変えてくれる物質や、高揚感をもたらしてくれる行為、心を満たしてくれる関係などに、のめり込んでしまうことが多いのです。

また、自己肯定感も基本的信頼感もないので自分の中に「核」となるものがありません。自分が何を必要としているかわからない。本当はどうしたいのかがわからない。自分がどう感じているかがわからない――このような自分の中に核のない頼りなさと、寄る辺なさゆえに、「認められたい」という欲求はさらに強くなっていきます。そしてそのような状態では、依存心も強くなるのです。

過剰な寂しさが生まれるのは、トラウマによって脳の神経回路がダメージを受けたことも関係するかもしれません。

子どものころのトラウマによって、社会性脳の中の共感の回路や、同調の回路や、心の理論の回路の働きが悪くなり、恐怖の回路の働きが強まったために、一緒にいても相手とのつながりを十分に感じられなくて、抑うつや不安が強くなり、寂しさを覚えるようになるのでしょう。

過剰に寂しい自分自身を認めてみよう

このような過剰なほどの寂しさと孤独感をつねに感じる状態から抜け出せたら、日々を生きるのがどれほどラクになることでしょう。

では、そこからの脱出法はあるのでしょうか。もちろん、あります。

まず第一歩として、寂しがり屋の自分を認めて、受け入れ、手放すこと、つまり「自己否定をやめること」が大前提となります。

その具体的な方法をお伝えしましょう。

その方法とは、いまの困難さ、生きづらさを「これでいい」と受け入れたうえで、そのことを「引き受けます。そして手放します」と、自分にいいきかせることです。自分には発達性トラウマがあり、そのために「誰かに認められたい」という欲求が強く、自己肯定感がなく、人への信頼感もなく、安全基地もない。それを受け入れ、自分自身に向かって本音をいうのです。

自分にいいきかせるという行為で、自己承認をより強固なものとして自分の中に定着させます。

より具体的には「本当は、お母さんに妹と同じくらいかわいがってほしかったよね」と過去のことを振り返っても、「本当のことをいうと、いまでも、ひとりになるとすごく寂しくて泣きたくなるんだ」でも、かまいません。

その語りを通して、つらい経験で傷を負った心、身近な人間からの愛情を求めつづけていた健気で、痛ましい子どものときの心が強く感じられることでしょう。

そんな自分を否定することなど決してできないはずです。そのときこそ、寂しがり屋で孤独な自分を、「そうだったんだ」と心の底から認められ、わきあがる感情を抑えることができず、涙を流すことでしょう。そして泣いて泣いて、泣ききったときに「もういい」と手放すことができ、心がスッキリするはずです。

よい人間関係は「ニコニコ」、「ニコイチ」はNG

トラウマがあると、「ニコイチ」の関係になりがち

発達性トラウマを抱えている人たちには、対人関係においてある共通項があります。上岡陽江氏（薬物依存からの回復を望む女性のための民間施設、「ダルク女性ハウス」代表）がいうところの、「ニコイチ」の関係を求める点です。

ふたりなのに、まるでひとりのように相手と自分が重なり合っている。2個で1個だから、ニコイチです。

重なり合っているために、どちらかがどちらかの上に乗らなければ、この関係は成り立ちません。つまり、甘えと依存の関係であり、不自然で生きづらい関係といえるでしょう。

自我（自分に対する意識）には自分と他人を分ける、目に見えない「境界線」とい

うものがあり、その境界線の内側にそれぞれの「自分軸」があるわけです。ところが、ニコイチの関係では、おたがいの境界線を踏み越えて、相手と重なり合おうとするのです。

ニコイチの関係とは対照的なのが、「ニコニコの関係」です。2個で2個のままだから「ニコニコ」。独立した人間同士が適度な距離を保ちながら、そのときどきに応じて、近づいたり、離れたりするのが、ニコニコの関係の原則です。これが自然な人間関係のお手本といえます。自我をもった1個の人間としてたがいを尊重し合うことが、その関係の基本となります。ですから、相手の境界線を侵したり、相手から侵されたりすることもないのです。

なぜ、ニコイチが心地よいのか

発達性トラウマのある人は、つねにニコイチの関係になりがちです。

深い孤独と寂しさを抱えているため、ニコニコのような距離を保った関係では寂しくてなりません。ぴったりと重なり合うことで、ようやく孤独と寂しさから逃れることができる気がするのです。恋人にかぎらず、友人などにも、ニコイチのべったり重なる関係を望む傾向にあります。

また、発達性トラウマを抱えている人は、自我が弱く承認欲求が強いため、自分が依存できる相手を求めがちです。幼い頃から支配されつづけてきたためでしょう。また、そうすることで自分は認められるし、愛される、また、そのほうが自分らしいと感じているのです。

さらに、ニコイチの関係になって依存するときには、自分のすべてを理解して、そのすべてを受け入れてほしいと思ってしまうのです。

そのため、少しでも受け入れてもらえないことがあると、自分が全否定され、拒絶されたと感じて、「わかってくれない、裏切られた」という極端な結論に達してしまい、つき合いを始める前よりもさらに孤独と寂しさを募らせることもあります。

これは、トラウマを抱えている人に多い歪んだマイナスのスキーマ、中でも「どうせうまくいかない」「完璧でないとダメ」など、自分をがんじがらめにする思い込みがあるためです。「こうでなければいけない」といった心の声の奴隷になっているのです。

複雑な人間の心を完璧に割り切ることなどできません。あいまいな人の心を勝手にがんじがらめにしようとしては、相手との関係を保つのはむずかしくなるのは、火を見るよりも明らかです。依存されている側も、それが恋人であれ、友人であれ、あなたを重荷に感じて、遅かれ早かれ去っていくことになるでしょう。

寂しさから依存するような不自然な関係は、両者に苦痛を強いて、いずれは破綻します。そのとき、依存されてきた側は重荷を下ろしてホッとしますが、依存してきた側は深く傷つくことになります。

これ以上傷つかないためにも、そして、これ以上孤独と寂しさを募らせないためにも、ニコイチの関係を卒業して、自然なニコニコの関係を打ち立てられるようになりましょう。ニコニコの関係。それは、独立した人間同士がおたがいを尊重し合う関係であり、尊重し合うからこそ、適度な距離が保たれるのです。

「自分の世界」をもつことが「ニコニコ」には欠かせない

自分のこれまでの人間関係や交友関係を振り返ってみましょう。

友だちや恋人とニコイチの関係ばかり続けてきたのではないでしょうか。

もし、そのことに気づいたら、それだけでも大きな進歩です。親しくなった人がいつも去っていってしまい、関係がじきに破綻してしまう。その原因を知ることができたのですから。

ニコイチを卒業して、ニコニコの関係が打ち立てられるようになるには、適度な距離を保ってつき合うことに心地よさを感じられるようになる必要があります。

ほどほどの距離を保った関係では、たしかに寂しさを感じます。そして、「ちょっと寂しい感じ」がするのが、ニコニコの関係なのです。

人は誰でも寂しいものだし、夫や恋人や友だちがいてもそれは変わりません。寂しいのは当たり前のことと、そう思い定めて、寂しいけれど、ほどほどの距離を保って他者とつき合う練習を始めることにしましょう。

練習の「その1」は、自分ひとりの世界をもつトレーニング。ひとり遊びができて、ひとりだけの時間を楽しめる自分になるのが目的です。それができるようになれば、相手と適度な距離を保つことが、心地よく感じられ、むしろ自分にとって好都合にさえ思えるでしょう。

そのためには、自分を楽しませて、喜ばせられることを始めるのです。読書でも音楽でも映画でもいいし、ジムやヨガスクールに通って体を動かすのも楽しいでしょう。英会話の勉強や、将来に備えて資格をとるのもいいかもしれません。

とにかく、自分が心から楽しめることを見つけて、やってみることが大切です。好きなことへの挑戦は、心がときめき、自分を高めることにつながるでしょう。

することがないまま、ひとりでいるときは、寂しさを強く意識するものです。でも、その時間を無心に遊べるものにあてられれば、意識を寂しさからそらせることができますし、そのうちに、意識をそらせるためではなくて、遊びそれ自体が楽しくて没頭できるようになるでしょう。

「孤独、イコール、寂しさ」とはかぎりません。孤独だから、その時間が楽しめることもあると知りましょう。それを知ったとき、「ちょっと寂しい」感じに耐えられる自分になっているはずです。

孤独な自分でもいい

いまの人たちはあまりにも孤独を恐れすぎているように感じます。

孤独になりすぎるのはよくないけれど、ひとりになって息をつく時間だって必要なはずです。「こうでなければならない」「みんなこうしているんだから」といった外の声に惑わされ、見えないものの奴隷になってはいませんか。ひとりになる時間もなく、好きなことに目をつむっていませんか。

自分の人生の舵をきれるのは、自分自身だけです。

「ニコイチの関係からニコニコの関係へ」とか、「ほどほどの距離をとる」といっても、しばしば問題になるのが、そのような関係では、自分を認めてくれる人間が誰もいなくなってしまうのではないかという不安です。

そこで必要なのは、その人一本槍の生活や人間関係を改めて、「認められたい」の気持ちをほかにも振り向けていくこと。先に述べた趣味や遊びでもいいですし、複数の人間関係をもち、それらで「認められたい」を満たせるようになれば、見捨てられる不安に悩むことは減るでしょう。

依存症では、「依存は依存して治す」といわれます。ひとつにしがみついているから依存なのであり、しがみついているものがたくさんの中のひとつになるのであれば、それは依存ではなくなるのです。それと同じです。

いずれにしても、大切なのは、ひとつの絆ではなく複数の絆をもつこと。そのことにより、不安をぐんと弱めることができるでしょう。

距離のとり方を身につける方法

寂しさを抱えている人たちは、親しくなったすべての相手とニコイチの関係を望んでしまいがちです。それ以外のつき合い方があることを、実感としてわかっていないのです。

そこで、練習の「その2」では、いろいろな人とつき合って、距離のとり方の「実地訓練」をおこないましょう。

たとえば、趣味の集まりやお稽古ごとの教室などで知り合った人たちなどとも、つき合ってみます。喫茶店などで向かい合って座っているときなど、自分と相手の間に目に見えないベールがあると想像しましょう。想像上のベールが、自分が相手の境界線を破壊することも、相手から自分の境界性を破壊されることも、防いでくれます。

踏み込みすぎない、親しくなりすぎない。つまり、ほどほどの礼儀正しさを心がけることになります。


レストランで話がはずんで、場所を変えて飲みにいきたくなることもあるかもしれません。でも、それはしない。訓練ですから。「じゃあ、またね」と別れるのです。

せっかく知り合えた人と別れて、ひとりで電車に乗るときに、物足りなさや寂しさを感じるかもしれません。でも、スマートにさっと切りあげられたことに、「やったね！」と心の中で声をかけましょう。そして、その誇らしさと、ちょっと寂しいけれど、べったりしない関係のさわやかさを味わいましょう。

帰宅後は、ちょっと寂しいあなたを、ひとり遊びの時間が待っています。

練習「その2」をいろいろな人とやっているうちに、徐々に、ほどよい距離を保った、ちょっと寂しい感じに心地よさを感じられるようになるでしょう。

感情コントロールが苦手な自分を許してみる

怒りを爆発させても、自分を責めない

第3章で、多くの発達性トラウマを抱えている人は親しい人に対して、感情のコントロールがきかず怒りをぶつけることがある、とお話ししましたが、これは対人関係の大きな悩みになります。

「ふつうは、そんなことでは腹を立てないよね」というようなことに突然、怒りを爆発させるのですから、大切な人が去っていくのも無理はないかもしれません。

そして、さらに痛ましいことに、感情をコントロールできなかった本人はそのあと、ひどい自己嫌悪に陥ってしまいます。

では、発達性トラウマの人はなぜ、たいしたことでもないはずのことに、はげしく反応してしまうのでしょう。

ちょっとした言葉が、心の奥底に蓋をしてしまっているトラウマを刺激することがあるためです。たとえば、出口とは反対方向へ行きそうになって、一緒にいた相手に「すっごい、方向音痴！」とからかわれたとします。ふつうなら、一緒になって笑って、終わりでしょう。

ところが、そのひと言が、子どものころに親から「何をやらせてもダメな子」といわれつづけてきたトラウマを刺激すると、いまの言葉と過去のつらい記憶が即座にリンクして、瞬間的に怒りが噴きだしてしまうのです。

怒りの背景には、未完了のままの恐怖反応と、そして、深い悲しみと苦しみが横たわっています。

その怒りはまた、自己肯定感の欠如の表れでもあります。自分は見下げた人間だ、価値のない人間だという思い込みにつきまとわれているため、相手のちょっとした物言いも自分の人格を否定されたように感じられて、過去の体験が呼びおこされて怒りだすというわけです。

もし、あなたが怒りを爆発させてしまうとしても、そのことで自分を決して責めないでください。自分を責めれば責めるほど、感情をコントロールするのがむずかしくなります。まずは、怒りをコントロールできない自分を「そうか、トラウマのせいだったんだ」と認めましょう。

怒りのコントロールができないのは、自己否定感の強さが根っこにあるからです。自分を責めるたびに、自己肯定感がさらに弱くなり、ますます感情のコントロールができなくなってしまうでしょう。

自己肯定感をもてるようにしていくためにも、怒りを爆発させたことで自分を責めたり、自己嫌悪に陥ったりしないで、カッとなりやすいことも含めて、「そういう自分なんだ」「それでもいい」とありのままの自分を受け入れましょう。

「深呼吸」は怒りを鎮めるお守り

カッと怒りそうになったときのために、怒りを抑える方法もお伝えします。

いちばん手軽で大きな効果を発揮するのが、深呼吸です。「カッとしたら、深呼吸」を口グセにしておきましょう。ゆっくりと深く息を吸ったり、吐いたりすることで、神経を呼吸に集中させることができ、意識を怒りの対象から切り離せるのです。

ポイントは、吐く息は細く長く時間をかけること。息を吐くときに、副交感神経が優位に働きますので、よりリラックスできます。

視線を、相手からほかのものへ移す方法も効果があります。

相手の言葉に、頭に血がのぼりそうになった瞬間に、相手から視線をはずして、相手の近くにあるものを見るのです。背後の窓からの景色でも、壁の絵でも、何でもかまいません。それだけでも、かなり気を鎮められるはず。

それでもまだ、カッカッしているようなら、思いをめぐらせましょう。「いい天気だな。週末はピクニックに行こうかな」とか、「気がつかなかったけど、あの絵、ゴッホには珍しい静物画だ」とか、窓の外や壁の絵について思いをめぐらすのです。このように視線を相手からそらし、あるいは、思いをめぐらすことで、怒りの対象を自分の意識から遠ざけ、距離をおくことができます。

怒りを抑える方法を知っておくだけで、お守りをもっているような安心感がありますし、実際、怒りをコントロールする効果も高いのです。「自分でもこんなことで怒るのは変だな」と感じるときなどは、大いに活用してください。

また、怒りが表に出てしまうのは、潜在意識の中に「苦しい、悲しい」といったマイナスの感情が渦巻いているからです。そこに気づき、その感情をなぐさめることで、怒りが静まります。これは根本的に「怒りを消す」ためのアプローチにもなります。

怒りは自然にわいてくる感情です。嫌なことを相手にされたら、怒るのは当然ですし、もし怒れないとしたら、それも問題でしょう。怒りを悪者扱いしないことも大切なのです。

また、トラウマが癒やされていくと、それにともなって思考が柔軟になり、自己肯定感が高まります。それにつれて他者との境界線が強くなり、突然、爆発するように始まる怒り方はしだいに消えていくことでしょう。

トラウマの乗り越え方については、第5章で詳しくあつかいますので、期待していてくださいね。

本音をいえない人こそ、自分をさらけ出そう

本音をいうことで、関係がスタートする

発達性トラウマを抱えている人の中には、相手とニコイチに重なり合わないではいられないタイプとは反対に、親密な関係を避けようとする人がいます。

親密な関係を避ける人も、自己肯定感や安全基地をもてず、見捨てられることへの不安につきまとわれている点では「ニコイチ」になりたがる人と、根っこは同じです。

表面的なつき合いはできても、心を開いて、自分をさらけ出すような親密な関係を築けないのです。

自分をさらけ出すには、これだけは恥ずかしくて他人にはいえないと、隠しもっている「深いレベルでの本音」をいわなければなりません。ところが、このタイプの人たちは恋人や配偶者にさえ本音をいおうとしないし、いえないでいます。

自己肯定感がないため、本音をいって自分をさらけだしたら、相手に嫌われるかもしれない、バカにされるかもしれない、見捨てられるかもしれないと、不安でならないのです。

そもそも、本音をいうことに慣れていないのが、多くの発達性トラウマの人たちの特徴です。子どものころから、支配的で、強圧的な親や兄弟、教師の元で生き延びてきたのです。本音は封じ込めて、相手の顔色をうかがいながら、相手の意向にそった言動に終始しなければならなかった——。そのため、本音をいう習慣がないし、本音をいうことに慣れていません。

でも、おたがいに本音をぶつけ、自分をさらけ出す関係こそが、恋人や配偶者、あるいは親友との関係でしょう。それができなければ、相手は自分のことを本当に好きでいてくれているのかどうか確信がもてませんし、一緒にいても親密さを感じられないことに物足りなさや、もどかしさを覚えることでしょう。

本音をいえないと自分自身の心も、満足できません。

親友や、恋人などと一緒にいて、心からくつろげるのは、ありのままの自分を屈託なく出せるため。なのに、それができないのですから、何のためにつき合っているのかわかりません。心の底から楽しいとは感じられないはずです。

嫌なことなど相手にいったことがないのに、なぜか恋人や友だちが去っていってしまう。そんなつらい経験をくりかえしているとしたら、それは「嫌なこと」を含め、あなたが本音をいえなかったためかもしれません。

もし好きな相手と、親密で、心なごむ関係を築きたいのなら、本音をいうことがそのスタートです。本音をいうのは、それに慣れていない人にとっては、自分の心を丸裸にするような、恥ずかしさや恐怖感をともなう行為かもしれません。

しかし、隠さず本音を吐き出すことは、自分を認めて、許すための第一歩であり、そのため、心に傷を負っているあらゆる人たちにとって、その傷を癒やすうえで、きわめて重要な要素となるのです。

他人を信じられない、自分を大切にできない、自分に自信がもてない、孤独で寂しい、見捨てられる不安が強い、本音がいえない、などの人間関係の悩みから回復するために必要なのが、正直な思いを安心して話せる仲間と居場所があることなのです。

本音を口に出していえるようになることで、多くの人たちが立ち直っています。

言葉にしなければ伝わらない

自分の思ったこと、感じたこと、こうしてほしい、こうされるのは嫌、といったことを相手に向かって、しっかりと言葉に出せるようになるために、頭に入れておきたいことがあります。

それは、とにかく言葉に出さないことには、自分の気持ちや思いを相手に伝えることはできないという当たり前のことです。話すことが苦手であれば、メモでもメールでも、人伝てでもいいのです。

本音をいわずに、相手に「察してほしい」「わかってほしい」と願う人もいますが、その裏には、たとえば、「寂しい」と本音を告げることで、相手からうるさがられたり、わがままな人間だと思われ、相手から嫌われることを恐れている心がひそんでいるのです。

しかし、よほど勘のいい人でなければ、相手の心を察することはできません。

わかってもらえない状態が続けば、相手を心の中で責めているうちに、被害者意識が膨れあがるという、不自然な心の状態にも陥ってしまうでしょう。

「寂しい」というのが本音なら、思いきって口に出しましょう。それをきっかけに、話し合いができるはずです。「わかった、何とかしよう」などという言葉を相手から引き出せるかもしれませんし、話すことで、あなたのほうが「仕方ないか、少しがまんしよう」という気持ちになるかもしれません。

そういったやりとりの中で、ふたりはより深く理解し合い、心を寄せ合うことができます。たとえそのとき、多少、険悪な雰囲気になったとしても、本音をいい合えたことで、そのあともっと仲良くなれるはずです。また、本音をいう弱さを出すから人は人に助けてもらえるのです。

ひとつ本音をいうことで、ひとつわだかまりが減る。それは自分の心を自然に保つことになり、つき合っている相手にとっても喜ばしいことのはずです。

本音をいったことで、万一、相手があなたを嫌うのだったら、その人はそれだけの器でしかないということです。本音を隠さなければつき合えない相手であれば、それはあなたの恋人として、また、友人として相性が合わないということでしょう。

いかがでしょうか。第4章では、発達性トラウマを抱えた自分のまま、どうやって他人と向き合っていくか、その方法をお伝えしました。

最後の第5章では、ここまで抱えてきた「発達性トラウマの手放し方」についてお伝えしていきます。

第5章

発達性トラウマとどう向き合うか

トラウマを手放すとはどういうことか

事実を引き受け、それを手放す

人間関係がうまくいかなくて孤独な私、ちっぽけで無力で、つまらない私、怒りを人前で爆発させる恥ずかしい私……。

このようにマイナスのセルフイメージしかもてなくて、生きづらさばかり感じられるのもすべて、子どものころにまわりの人間から受けたトラウマが原因だった――。もし、そう気づいたとき、あなたならどのような気持ちになるでしょう。

トラウマを与えた人間への嫌悪感で吐き気がするかもしれません。「私の人生を返してよ！」と、大声で叫びたくなるかもしれません。

このような思いや感情がわいてきたとしても、否定したり、無理に抑圧しようとすれば、かえって逆効果となります。

とはいえ、いつまでもこういった感情にとらわれていることは、苦しみやつらさを長引かせるようなものです。

あなたはすでに長い年月、自分の抱えているトラウマの重みに耐えてきたのですから、もうこれ以上、耐える必要はありません。過去のトラウマを抱えつづけて、苦しい生き方をすることはないのです。

耐えることも、抱えることも、そして、恨み、つらみ、怒りといった感情に振り回されることも、そろそろ過去のトラウマと一緒に手放すときかもしれません。

これまで背負ってきた重たい荷物を手放して、そこから立ち去りましょう。

このとき、トラウマを与えた人間やその経験を責めたくなるのは、いまだ「相手に認められたい」という気持ちにとらわれているためです。相手を責めるのではなく、「そういう人間もいるんだ。世の中は、そういうものなんだ」と事実を引き受け、それを手放してしまいます。

もちろん、過去の自分を責めたりしないこと。子どもだったあなたには、そのとき、そうするしかほかに道はなかったのですから。そこで、苦しかった自分の過去もポンと手放します。

トラウマにまつわるものは、親でも捨てていい

過去のトラウマも、恨み、つらみも、怒りも、後悔の念もすべて手放すということは、自分からそれらを切り離して、ゴミ箱に入れて捨て去ることにほかなりません。

実際におこなうのはとてもむずかしいことではありますが、私が担当している患者さんのM子さんは、それを見事にやってのけました。

M子さんは繊細で感受性の強い、心のやさしい女性です。対して彼女の母親は鈍感なところのある、キツイ性格でした。M子さんが物心つくころから、「器量が悪い」「面白味のない子だ」などと、M子さんに対して平気でいっていたのです。

M子さん自身も母親の言葉をそのまま鵜呑みにして、自分は器量が悪くて、誰にもふりむかれない、面白味のない人間だと、ずっと思い込んでいました。

母親はM子さんが高校を卒業したあとも、体調が悪くて会社を休もうとしたM子さんに、「おまえは卑怯な人間だ」などといいはなつのです。M子さんは、「私は卑怯な

人間だから、会社を休む権利などない」と、薬を飲んで会社に向かっていました。

　このお話をすると、「そんな母親、本当にいるんですか？」と聞かれることがありますが、このような母親失格といわれても仕方がないような女性も、世の中にはたしかにいます。

　この「毒親」の支配から、M子さんは抜けだしました。

　カウンセリングによって、自分がいま感じているつらさや苦しみの源が、幼いころからの母親との関係にあったこと、そして、心の奥底に閉じ込めて蓋をしていた怒りや悲しみといった負の感情にあったことを知ったのです。

「お母さんは私を愛していない、これまで一度として私を愛したことはない」

　この事実に気づき、それを自分の中で認め、そしてカウンセリングの場で他人に話したとき、M子さんは心がふっと軽くなるのを覚えました。生まれてはじめての感覚。そのあと、温かなものが体を流れるのを感じたといいます。

　器量が悪い、面白味がない。母親に刷り込まれ自分でも思い込んでいたこの言葉も自分から切り離して、「自分のものではないので、捨てちゃいました」とM子さんはいったのです。

「器量が悪い」「面白味がない」といわれたときの、チクリと刺すような心の痛みも、「あんたは男を見る目がない、まともな結婚なんかできるわけがない」という母親の繰り言への嫌悪感も、母親の前でいつもビクビクしていた情けない自分の姿も、「お母さんなんか死んじゃえばいい」と思ったことへの深い罪悪感も、過去のトラウマも、M子さんはつぎつぎと自分から切り離し、手放し、捨てていきました。

過去のトラウマから解放されたM子さんは、いま、母親の元を離れて暮らしています。経済的にはギリギリの生活ですが、前よりも生き生きとしています。

秋には、地面を這う雑草の小さな葉が真っ赤に紅葉することを、目を輝かせながら私に教えてくれたりします。

過去のトラウマや悲しい思いや恨めしい気持ちなどをつぎつぎに切り離し、手放してきたM子さんは自然を愛でたり、食べものの微妙な味の違いを楽しんだりして、本来の自分がもっていた繊細な感性と豊かな感受性を発揮できるようになったのです。

「自分は自分、母は母」で割りきる

M子さんは手放す作業の仕上げとして、母親の家を出ました。親への愛着も、考え方も、過去の記憶も手放し、さらに経済的にも物理的にも独立したのです。発達性トラウマから完全に解放されるためには、M子さんのように、トラウマを与えてきた相手と自分を切り離し、心理的、思考的、経済的、物理的に自由になる必要があります。

過干渉で、自己中心的な母親に育てられたS子さんもまた、母親の束縛から逃れるために、家を出たひとりです。

住所は教えませんでしたが、母親はS子さんの携帯に電話をかけてきては、「この親不孝者！　私を捨てて出ていって！」とわめいたといいます。

S子さんは母親の電話を非通知に設定しました。母親の家に顔を出すこともしない、住所も教えない、電話にも出ない。母親とのいっさいの接触を断ったのです。

過去のトラウマを手放すには、S子さんのように加害者である母親を自分の人生から切り離して自由になることも必要になるでしょう。

避けるもよし、逃げるもよし、とにかく物理的に離れること。

それは、心理的、思考的に切り離すよりも、かたちに現れる点で、より大きな覚悟を要するかもしれません。

いざ、相手を切り捨てようと決意すると、「もしかしたら、心を入れ替えてくれるかもしれない」などという、淡い期待が頭をもたげてくるかもしれません。

でも、20年も30年も変わらなかった人間が、いまさら変わるわけがありません。人はこちらの思い通りにはならない。こちらが望むようには変わってくれません。和解の可能性といった幻想は、手放したほうがよいのです。

トラウマを受けた相手を切り離すとき大変なのは、情が絡んでくることです。とくに、母親や父親、兄弟などの家族は、思い出も深く、そのことがあなたを躊躇させるかもしれません。

虐待をくりかえした親でも、親は親。自分を生んで、曲がりなりにも育ててくれた恩人です。その親を切り離し、切り捨てることに、罪悪感を覚えるかもしれませんが、親にもうこれ以上、支配される必要はありません。親への恩や感謝の気持ちは大切に胸にしまったまま、母親や家族を手放すこともできるのです。

哲学者のアドラーは「自分の課題と他者の課題を分離すること」といいました。「自分は自分、母は母」「別の人間、別の人生」。そう割りきるということです。

自分が手放すことで、相手は傷つき、悲しむでしょう。でも、それは相手の人生の課題であり、あなたの課題ではありません。あなたがかわりに背負う課題ではないのです。この割りきりができたとき、あなたはあなたをがんじがらめにしてきた見えない鎖から解放されて、自由に自分の人生を歩むことができるようになります。

相手を切り離し手放すときも、「自分は絶対悪くない」と、まず自分自身を全面肯定してください。自分を肯定することは、他者を肯定することにつながります。自分をリスペクトできれば、相手もリスペクトできます。リスペクトとは相手を、人格をもった「個」として尊重するという意味です。相手が人格をもった「個」であれば、自分自身もまたリスペクトできる「個」だといえます。

相手も自分も「個」としてリスペクトできたとき、「相手は相手、自分は自分」の課題の分離が、自然とできます。

「お母さんは悪そのもの、それでもいいや」そう突き放すことは、リスペクトでもあるのです。

他者をリスペクトするには、自分自身を肯定してリスペクトしないことには始まりません。そして、自分自身を肯定してリスペクトするには、自分自身を許し、認め、ありのままの自分を隠さず出すことが欠かせないのです。


さらに、親に対して「黒い感情」がわきあがってきても、それを決して否定しないでください。「そんなこと思ってはいけない」などと気持ちを抑え込んでしまえば、思いの行き場がなくなってしまいます。抑えずにネガティブな思いを出し切れば、思いもしなかったポジティブな気持ちがわいてくるはずです。

許せる自分、肯定できる自分であれば、人に隠さず表に出すこともできるようになります。ありのままの自分でいることが、悲惨な過去やトラウマを乗り越えて生きていくことにつながるでしょう。

自分を勝手に、自分でジャッジしない

トラウマ治療では「ジャッジをしない」が鉄則

発達性トラウマの人のほとんどが、自分自身を否定的にしかとらえられないでいます。自分の能力や性格から始まって、考え方や感じ方、これまでの人生も、そして、自分の存在にすら、否定的になっているのです。

自分のことを否定的にしか見られないことが、トラウマを抱えている人の苦しみであり、悲しみです。そして、自分のことを否定的にしか見られない状態から脱するには、「ジャッジしないこと」から始める必要があります。

とくに発達性トラウマを抱えて、「いい子」を演じながら育った人たちは、完璧主義などの「ジャッジ」につながる考え方の枠をもっていることが多々あるので、注意が必要です。

ジャッジすることは、善か悪かの判断を下すことにほかならず、しかも、それは「べき思考」を引き寄せることになります。

自分について何をジャッジするにしても、「自分のそこが悪い」とか「自分のそこが欠点」となりかねません。そして、欠点をなんとか改善しなければと思うときに、「べき思考」が現れます。たとえば「私は弱い人間だ。強くなるべきだ」というふうに。

努力目標を掲げるのは、前向きでよいことだと思われるかもしれませんが、「〜すべき」と考えても、考えた通りにはまずいかないものです。失敗すれば、「またダメだった」と自分に失望し、自分を否定して、トラウマの傷口をさらに押し広げることになるのです。

そもそも「べき思考」の多くは、それができていない自分を否定することから始まります。決して自然な思考とはいえないものなのです。そのような「べき思考」に陥らないためにも、ジャッジはしないことです。

また、人はたとえ自分からであっても、ジャッジされないときのほうが、行動を変えやすいのです。

トラウマを乗り越えるには、自分を認め、受け入れ、手放すことが重要です。「ひがみっぽくて、嫉妬深い自分」をジャッジしようとするから、認めることも、受け入れることも、手放すこともできなくなります。

ひがみっぽくて、嫉妬深い自分に気づいたときには、「私って、そうなんだ。でもそれでいい」と思うところから始めましょう。そして、そんな自分を受け入れて、認めて、手放すのです。

自分を勝手に自分でジャッジしないこと。

過去のトラウマを乗り越えたいと願っている人にとって、このことは鉄則です。

人や物、イメージの中に安全基地をつくる方法

最も近しい相手や大事な場所を安全基地に

第2章でお話ししたように、正直な思いを安心して話せる人と居場所、つまり自分にとっての安全基地があるかないかは、その子どもの心のあり方やその後の人格形成に大きな影響を及ぼします。

母親や父親に深く愛され、守られているという安心感の中で育った子どもたち、つまり、安全基地をもてた子どもたちは、自己肯定感や基本的信頼感を自然に育てられますし、信頼に満ちた良好な人間関係をつくる能力も身につけられます。

いっぽう、発達性トラウマを抱えた人たちの大半が、安全基地をもたないまま、大人になっています。そのため、自己肯定感や基本的信頼感がもてず、他者との関係を

うまく築けない悩みを抱えながら生きているのです。

発達性トラウマの人たちが、もし自分にとっての安全基地さえ見つけられれば、人間関係の悩みからも、そして、トラウマからも解放されるでしょう。少なくとも、解放に向けて大きな一歩を踏みだすことになるはずです。

幸い、安全基地は大人になってからもつくれます。大人にとって、もっとも堅固な安全基地となりえるのが、自分にとって身近な相手、つまり、恋人や夫（または妻）でしょう。

安全基地の中で、子どものころ与えられなかった、愛されている、大切にされているという深い満足感と安心感を知ったとき、傷ついた心が少しずつ癒やされ、なぐさめられて、発達性トラウマが知らず知らずのうちに溶けていきます。

さらに、自分が愛されている、必要とされている、認められていると感じられることで、自己肯定感や基本的信頼感も生まれ、自己実現に向けて生きていけるはずです。

安全基地の存在はトラウマからの解放のために、もうひとつ大事な役割を果たしてくれます。発達性トラウマが引き起こすさまざまな問題や悩みは、外へ吐きだされることなく、溜め込まれた凍結保存の記憶が深く関係しています。トラウマ記憶を自然に解凍できるような安全基地があったなら、問題や悩みの元にはならなかったはずなのです。

深い信頼関係で結ばれた恋人や夫・妻ができたのなら、これまでしまい込み、溜め込んできた、幼いころからのたくさんのトラウマ記憶をゆっくり溶かせるかもしれません。

怒りや不安、恐怖、寂しさ、苦しみ、恥ずかしさ……。さまざまなネガティブな感情を外へ吐きだすことが、トラウマを乗り越えるためには必要不可欠なプロセス。もし、凍結保存されていたトラウマ記憶をとり出し、安全基地の中で解凍し、処理できたら、そのトラウマからは解放されるでしょう。

叱る、否定する、支配する友人は、安全基地にはなれない

恋人や夫（妻）がいない場合は、どうしたらよいのでしょう。

もし友人や同僚、先輩、兄弟姉妹などの中で、信頼のおける人がいるのなら、その人たちを頼るのも方法でしょう。

一緒にいるだけでホッとできて、緊張がほどけてきて、心がなごみ、くつろげる。そんな相手だったら、その人はあなたの安全基地でしょう。そして、親交を深めていくうちに、おたがいに本音で話せるようになるかもしれません。そうなったときに、あなたの心を傷つけてきたトラウマについて少しずつ話してみるのもいいでしょう。

このとき、相手があなたの問題や悩みに対して、批判めいたことをいったり、否定的なコメントをしたり、指示してきたり、お説教を始めたりしたら、その人にはもうそれ以上、打ち明け話はしないことです。なぜなら、それはジャッジだからです。

相手は「あなたのことを思って、厳しいことをあえていうけれど……」などと、正論を口にするかもしれませんが、それはたいてい、トラウマ記憶の良し悪しを客観的にジャッジしているだけであって、トラウマ記憶を処理しようとしているわけではないのです。

あなたにトラウマを与えた人間、コントロールしてきた人間と同じようなことをしているわけで、あなたのトラウマを癒やす助けになるどころか、傷口を広げることにさえなりかねません。

あなたを「叱らず、否定せず、コントロールしようとしない安心で安全な相手」に、心を打ち明けるのがよいでしょう。

安全基地になってもらえるような人が、ひとりもいない場合もあるでしょう。自分の外に安全基地がもてないのなら、自分の心の中にそれをもつしかありません。つまり、安心、安全な場所を心の中でイメージして、その中に、あなたの友人や尊敬する人、亡くなった先祖、崇めている神仏などにきてもらうのです。

イメージに感情や感覚をつけて、感じることをくりかえしているうちに、思い描いたイメージの中でリラックスして、くつろげるようになります。

感情や感覚をしっかり味わうためにも、漠然としたイメージではなくて、具体的な物とか、時間、場所などを思い描くのがコツです。

大好きなおばあちゃんと一緒に雲の上にぽっかり浮かんでいる、女神さまと一緒に海の底に座って美しい魚たちを眺めている、地平線まで続く一面のポピーのお花畑に、亡くなった夫と一緒にたたずんでいる……。あなたがくつろげそうな場所や景色などを安全基地として決めたら、目を閉じ、肩の力を抜いてその様子を思い描きます。

うまくくつろげないときも「ああ、くつろいでいないな」という気持ちでやりすごし、あきらめずにイメージを続けましょう。

これを毎日、たとえば5分でもいいからおこなっているうちに、あるとき、心の中のイメージに溶け込んでいる自分に気づくことでしょう。

しかし、ネガティブな感情や感覚に支配されてしまっている状態では、このような心の中の作業も悲しく、何かをイメージするのがどうしてもつらいときもあるでしょう。そんなときは、いい気分になれる物を見て感じるだけでもよいのです。いい気分になれる物をあなたの安心で安全な場所にたくさんおき、自然と目に入る環境をつくりましょう。

多くの発達性トラウマの人は、交感神経がつねに優位な過覚醒の状態にあります。安全基地に身をおくことで、その時間だけでも心の安らぎが得られます。すると、交感神経の興奮が鎮められ、過覚醒をやわらげることもできるでしょう。

「いま、ここ」を豊かにすることが、トラウマを癒やす

マイナス感情を「吐きだす」ことから始めよう

トラウマから抜け出そうとするときに、決定的な役割を果たすものが、ふたつあります。ひとつは、心がくつろげる安全基地を確保すること。そして、もうひとつが、自己肯定感をもつことです。

トラウマを抱えた人の問題、とくに人間関係の問題のほとんどは、自己肯定感がないことから派生していると、くりかえしお伝えしてきました。

自己肯定感は安全基地とともに、発達性トラウマを克服するための要なのです。

では、自己肯定感をもつには、どうしたらよいのでしょう。

あなたの中ではさまざまなマイナス感情が渦巻いていて、それらが自己肯定感を生みだす妨げとなっています。マイナス感情によって占拠されていて、自己肯定感を高

めるプラスの感情のための「空き」がないのです。そこで、まず悪いものを吐きだしましょう。悪いものを出してから、いいものを入れます。

具体的には、その日に感じたマイナス感情を思いだしては吐きだすことを日課にします。

「あんな失礼なことをいった○○さん、大嫌い。△△さんに今日もイライラさせられた。××さんなんか死んじゃえばいい……」

口に出していってもいいし、ノートに書きだすのもいいでしょう。

深い悲しみ、怒り、自己否定感や見捨てられ不安などのマイナスの感情にふれるのは、痛みをともないます。そのため、痛みを感じなくてもすむように、それらから目を背けてきた方もいるでしょう。マイナスの感情があること自体、自分でも認めたくないし、ましてや口に出していったり、ノートに書いたりするなんて、嫌だと思われるかもしれません。

しかし、感情は自然にわきあがってくるものなので、それを否定して、自分自身に対してウソをつくことはよくありません。

心にマイナス感情があることを「いい、悪い」のジャッジ抜きで、「そうなんだ」

と受け入れ、そして吐いて吐いて吐きだしましょう。

ところで、発達性トラウマは、過去のマイナス感情が解消されることなく、心の奥深くにしまわれていることが原因でした。その日のマイナス感情を吐きだせたとしても、過去のマイナス感情は手つかずのままでは、トラウマは克服できないのではないかと、思う方もいるでしょう。

実は、その日のマイナス感情を吐きだすことは、過去のマイナス感情を吐きだすことにもつながるのです。なぜなら、その日のマイナス感情は深いところで、過去のマイナス感情とつながっているからです。

今日のあなたは、過去のあなたが無数に積み重なってできた結果であり、あなたの人格のすべてが、過去とのつながりのうえで成り立っています。

ということは、いまのあなたのマイナス感情もまた、過去のあなたと、そして、過去のあなたのマイナス感情とどこかでつながっているわけです。

ですから、今日のあなたのマイナス感情を吐きだすことは同時に、芋づる式に過去のあなたのマイナス感情の一部を吐きだすことにもなります。あなたの無意識はあなたがそのとき処理できるマイナス感情を必要なときに、必要なぶんだけ出してくれるので、日々、マイナスを吐きだしましょう。

今日のマイナス感情を吐きだすことで、過去のマイナス感情も知らず知らずのうちに少しずつ解消されていき、そして、自己肯定感の元となるプラス感情を入れる「心の空き」の量も増えていきます。

「思考」よりも「感情」を優先していい

マイナス感情を吐きだしたあとは、その感情が入っていた場所に、「栄養」が自然と入るようになります。

「栄養」とは、自分の気持ちをプラスにするものを指します。楽しくなれて、幸せな気分になれるものたち。そんなものが、これまでより自然に心の中に入ってきて、心からそれらを楽しめるようになるのです。

好きな作家の本を読む、映画を観る、新しく買った洋服を着ている自分を想像する。片想いの彼に「好きだ」と告白されるところを想像するのもありです。

こうして、プラスの感情、感覚が増えるにつれて、幸せホルモンであるエンドルフィンや、やる気ホルモンであるドーパミンが側坐核《そくざかく》から大量に出てきます。これらのホルモンの威力はかなりのもので、マイナスに傾いていた感情を一気にプラスに変えることも、ときには可能なほどです。

マイナス感情をプラス感情に変えて、ドーパミンやエンドルフィンを分泌させることは、自己肯定感を得るための重要な「入口」となります。大切なのは、プラス思考よりもプラス感情。

思考よりも感情のほうが、人に対してより強く、深く作用するためです。自己肯定感をもてるようにと思考法を変えてみても、マイナス感情や感覚が噴出したら、その瞬間にプラス思考も吹き飛んでしまうものなのです。

理性や思考は多くの場合、外の世界の価値観の影響を受けます。先に少しふれた「べき思考」などはその典型です。

いっぽうの感情や感覚は、自分の内側から自然に発生するものであり、世間一般の道徳観や価値観では縛ることはできません。その意味で、感情や感覚は自分だけの大切なものなのです。したがって、感情や感覚を大切にするということは、自分自身を大切にすることになり、「いま、ここ」に自分軸をもつことにもなります。まわりに左右されずに、自分を意識することになるのです。そして、自分自身を大切にできる人は、自分のマイナス感情や感覚の存在を認めることができ、それを隠さず、吐きだすこともできますし、さらに、うれしい、楽しい、幸せな気分というプラスの感情を自分の大切なものとして味わうことができるのです。マイナス感情や感覚を吐きだしたあとにはプラスの感情や感覚をたっぷりと味わえるようになります。そのことが、自己肯定感を高めることにつながります。

発達性トラウマを抱える人の中には、「楽しいことが、思いつかない」という人も少なくありません。

子どものころからつらい思いをしてきて、楽しんだり、ワクワクしたりする経験がほとんどなく、自分は楽しんではいけないと思い込んでいるためです。

でも、好きなスイーツを買って帰るなどの小さなことから始めればよいのです。そうすることを自分に許してあげてください。そして、小さな積み重ねを続けているうちにやがて、自分の感情、感覚を楽しめるようになるはずです。

自分の感情を大切にし、いい、悪いをジャッジすることなく味わえば、そのたびに自己肯定感はほんの少し、また少しというふうに高まっていくことでしょう。

「いま、ここの自分」を認める

自己肯定とは、「いま、ここ」にいる自分、つまり、あるがままの自分を認めて、受け入れることでした。

頑張って何かをしなくてもいい、「これでいい」のです。英語でいえば、「do」ではなくて、私という人間のいまの状態「be」に意識を向けるということですね。

発達性トラウマの多くの人たちの心の中は、ほとんど自己否定一色でぬりつぶされています。愛される価値がない、気が小さい、すぐにカッとする……。このような自己否定をこれまでもさんざんくりかえしてきたことでしょう。そして、そういった自分を直そうとして、頑張った時期もあったかもしれません。

でも、そのたびに失敗して自信を失い、ますます自己嫌悪に陥って、自己否定感が強くなってきたのだと思います。

ですから、自分の欠点や弱点、不足や欠陥をことさらあげつらい、責めたてるのは、やめにしましょう。それは本来の自然なあなたの姿ではないし、本来の自分を無視していて、自らを追いつめるばかりです。

もう一度、くりかえします。欠点や弱点があっても、「それでいい」と認めて、受け入れるのです。そして最後はすべて手放します。そのとき、欠点のある自分を「よしよし、よく頑張ったね」と心の中でねぎらってください。

「それでいい」とくりかえし認めて、受け入れ、手放すことで、本来の自分を取り戻し、心から元気になれるはずです。

「～したい」「～なりたい」の気持ちを大切にする

「それでいい」と、欠点や弱点やいたらなさも含めて自分を丸ごと受け入れたら、トラウマの解消のためにもう一歩、重要な歩みを進めましょう。

ここから必要なのは、目標をもって自分を出していくこと、自分を使っていくことです。目標とは、遠くに見える「灯台」のようなものです。

「いま、ここ」のあるがままの自分を認めたのはいいけれど、目標もビジョンもないとしたらどうでしょう。

向かうべき場所も方向もわからず、むやみやたらに動き回るだけです。

人間はどうやら、何らかの目標をもっていないと、生きるのがむずかしい動物のようです。目標に向かって自分を使うとき、心が充実して、体まで元気になるものですし、その目標に向かって動くことで達成感や喜びを得られます。

道に迷ったときも目標さえ見失わなければ、遠回りしてでも、そこにたどりつけます。迷ったときのために、遠くに大きな目標を、そして近くに小さな目標をもちましょう。

目標は何でもよいですが、目標設定時の言葉の選び方については、ポイントがあります。「きれいにならなきゃ」ではなくて、「きれいになりたい」のほうを大切にします。「〜しなくては」ではなくて、「〜したい」。つまり、頭で考えた事柄ではなくて、わきあがってくる自分の感情や感覚に沿うような言葉を選びましょう。

また、人間の心は、あまのじゃくにできています。

「頑張ろう」と思うと、頑張れないものなのです。「頑張ろう」の決意が反作用として働いてしまう「タブー（禁忌）の心理」が働くからです。

同じように「悩まない」を目標にすると、悩んでしまいます。

「食べすぎない」と自分にいいきかせると、食べすぎてしまいます。

ですから、「克服する」では克服できません。「克服したい」という気持ちを大切にして、それを目標にするのです。

トラウマの対象には、「怖がる・逃げる・意識する」をやらない

「やるべきこと」がわかれば、どんな人も怖くない

トラウマを少しずつ手放せるようになっていても、世の中には他人の心を傷つける人間がいくらでもいます。せっかく回復の途上にあるのに、そのような人間の標的にされては、たまったものではありません。

そこで、自分自身を守るための心構えを知ることも大切になります。

アラスカでは川で鮭釣りをする釣り人に、クマに出合っても、「恐れない、逃げない、餌をやらない」の3つの約束をさせるそうです。

北海道の山登りでも、ヒグマ対策として「クマに出合ったら、荷物をそこに置いて、クマの目を見たまま、うしろ歩きでゆっくりと遠ざかること。荷物を背負ってクマに

背中を見せたり、怖がって逃げるな」と教えられます。

これらのことを踏まえつつ、臨床経験の中で「嫌な人、物、事などを遠ざけ、自分を守る方法」として、私が考えたのはつぎのことです。

●やってはいけないこと

① 怖がる、逃げる ② 意識する、刺激する ③ やり返す、戦う ④ 従う、のみ込まれる ⑤ 相手や自分を責める

怖がっていると、そのことが相手にも伝わり、あなたに精神的、物理的な攻撃をしかけるきっかけとなります。

また、こちらが嫌な相手を意識したりやり返したりすれば、相手と長い間関わり合うことになり、自分の心の消耗度が高くなります。相手に従うこと、相手や自分を責めることも、それらをおこなうほどに自分の心に傷ができるだけです。

●やるべきこと

①自分を強くする：強気になる、「嫌だ」という、自分を肯定する、笑い飛ばす、感情を出す

②相手と距離を置く：物理的に離れる、課題を分ける、無視する、気配を消す、安全基地に入る

③現実的になる：状況を分析する、相手を調べる、自分を知る、現実を俯瞰《ふかん》する、相談する

④自分を高める：自然と交わる、感謝する、人のために動く、自分軸を立てる

このように「やるべきこと」「やってはいけないこと」を知っていても、現実には嫌な人を避けられないことも多いと思います。

そんなときは、あえて「相手を立てる作戦」に変更しましょう。相手から逃げず、戦わず、「あなたのことが好きです」「あなたと同じです」「あなたのいうとおりです」という言動に切り替えるのです。相手を立てたとしても、やるべきこと①自分を強くする、②相手と距離を置く、③現実的になる、④自分を高めるは変わらずにおこな

いましょう。

つまり、相手を立てるだけでなく、自分も立てるのです。そうすることで、おたがいをリスペクトしながら両方ともうまくいく方法が考えられるようになります。

これまでの話には、すべて、「土台」ともいうべきものがあります。それは、自分を肯定することです。

自分の言動を肯定してください。それができないまま相手と向き合えば、萎縮してしまいます。相手が怖くなるし、何らかのかたちで逃げを打ちたくなるし、そして、必要以上に相手を意識してしまうでしょう。


母子関係によるトラブルで発達性トラウマに悩む、ある患者さんが、会社を辞める決心をしました。そのことを話せば、母親が怒りだすことは容易に想像がつきました。でも、自分が本当にやりたいことのために、会社を辞めるのです。新しい仕事も決まっています。

自分は正しい。その確信と自己肯定とを胸にしっかりと刻んでから、逃げることなく、怖がることもなく、「支配者」である母親と対決したのです。「対決」といっても、淡々と事実関係を報告しただけです。

母親が案の定わめきだしたときも、黙って聞いていました。母親の存在を意識しないという作戦も立てていたので、母親の暴言にこれまでほどには心をかき乱されることもなかったのです。

話を終えた母親は、リビングから出ていこうとしたとき、突然くるりと身をひるがえしました。その表情は意外にも冷静で、それから「わかった、あんたの好きにしなさい」といったそうです。

なぜ、このようなひと言をもらうことができたのでしょう。

それは、ひるむことなく、堂々としていた彼女の全身から、「自己肯定感のオーラ」が発散されていて、母親を圧倒していたからだと思われます。

自分を信じることで、トラウマの原因に打ち勝てたよい例でしょう。

いくつになってもトラウマは手放せる

「大丈夫、できる」で脳の機能は高められる

子どものころに言葉の暴力、または肉体的暴力を受けつづけると、心だけではなく、脳までもダメージを受けることを、これまで何度かお話ししてきました。

では、ダメージを受けた脳は、もう元には戻らないのでしょうか。そんなことはありません。

このことを示すある発表が、オランダの研究者によってなされています。

トラウマと深い関係があるとされているのが、「慢性疲労症候群」です。

慢性疲労症候群とは、全身の倦怠感に襲われ、極度の疲労感や微熱などが何カ月も続く症状です。詳しい原因はわかっていないのですが、脳機能の働きの低下で起きるといわれています。

この慢性疲労症候群の人たちに、認知行動療法（物事に対する考え方、認知を修正することで、気分や行動を変化させる療法）をおこなったところ、9カ月間で、思考や創造性を担う前頭前野の容積が増えたという結果が得られたのです。

このようにたとえ機能が低下した脳でも、穏やかな環境の中で、よい刺激を受けることによって回復していくのです。

認知を変えるという点でいえば、発達性トラウマをもつ人は「ダメだ、できない」と、とっさに思ってしまいがちです。ところが、そのような苦手意識をもったとたんに、それをおこなうときに使う脳の回路がパシャッと閉じてしまうのです。

このように閉じて使わないままだと、その機能は低下します。

回路を再び開くためには、「大丈夫、できる」に認識を変えていけばよいのです。

ちなみに、苦手意識をもったときとは逆の反応を示すのが、「火事場のバカ力」。いざというとき、人は自分よりも体重がある人間も背負って逃げられるような、とてつもないパワーを発揮します。

「この人を死なせたくない」という強い意識によって、ふだんは使われていないDN

Aのスイッチが入り、脳の回路が全開となるのです。ふだんは抑えられていた神経回路が解除され、パワーが出るようになるのでしょう。

「〜したい」という強い意識は、DNAや神経細胞、神経回路に大きな影響を及ぼし、脳の機能を高めるのに多大な役割を果たしているのです。

DNAから人は変わっていける

DNAについて、もう少しふれていきましょう。DNAは遺伝子を構成する核酸で、体の細胞1つひとつの中に存在し、体に関するあらゆる情報が内包されています。DNAが細胞を、細胞が組織を、組織が主体をつくりだし、それを連結しているのが神経です。つまり、DNAがつくった細胞の集合体が、私たち人間です。

このように考えると、DNAは人の体をつくるのはもちろん、そこから生まれる思考や感情、言葉や意識などもかたちづくっているといえます。

人の感情や意識をつくりだす大元である細胞内のDNA。そのDNAは、細胞外からの情報を受けて、変化しています。細胞は細胞膜を通して情報を出し入れすることで、形態を維持できるしくみになっているからです。そして入ってくる情報によって細胞は姿を変えます。

細胞は情報を入れることで形態を維持でき、さらに情報を出すことで、変化する――。このことは人間自身にもいえると、私は考えています。

どのような情報を体の中にとり入れ、また、どのような情報を体から出して他者に受けとってもらうかによって、人は変化します。自然な環境の中ですごすか、不自然な環境ですごすか、プラスのエネルギーや情報に囲まれてすごすか、マイナスの中ですごすかで、自分が違ってくるわけです。

生まれもったDNAは同じでも、環境からの刺激が変わることでDNAの翻訳のされ方は変わります。何歳になってもどんな経験をしていても、人はDNAレベルから変わっていけると、私は信じています。

自分を変えるために2つの思い込みを手放そう

さきに、発達性トラウマの人は「ダメだ、できない」ととっさに思ってしまう……と、お伝えしましたね。このように思ってしまうのは、子どものころに親や周囲から受けた「できない」という刷り込みが原因です。

あまりにも小さなころから抱えてきたものだからこそ、この「ダメだ、できない」の考え方は自分に根づいていて、変えられるはずはない。そう思われる方もいらっしゃるかもしれません。

でもそんなことはないというのは、これまでお話ししてきた通りです。

人は、つぎの2つの考え方にとらえられたとき、苦痛に耐えられなくなります。「このまま永遠に変わらない」という考えと、そして、「自分ではどうすることもできない」という考えです。

この2つの思い込みにとらわれていては、何も変えられません。思い込みを手放し、目的をもって行動することではじめて、自分が変わりだします。自分がプラスに変われば、まわりにもプラスを出せるし、まわりからもプラスを受けとれるのです。そのための第一歩が、自分の思い込みを認めて、手放すという行為なのです。

心の傷は他者との交流の中で癒やせる

脳はひとりでは生きていけない

人間はほかの動物たちと比べて、特別、足が速いわけではありません。さほど体力があるわけでもなく、鋭い牙や爪をもっているわけでもないのです。なのに、ここまで生き延びてこられたのは、巨大な脳を発達させたからでしょう。人は巨大化した脳を活用して道具をつくり、火を使いこなして、敵から身を守り、そして、狩猟や農業によって食糧を得てきました。太古の昔、こういった行動のどれひとつとして、ひとりで成し遂げられることはなく、みんなで知恵をしぼり、相談しながら必要なことを決め、協力して獲物を追ったり、作物を育てたりしてきたのです。

人間は太古の昔からずっと、共同体という社会を形成して、その中で生き延びてきたのです。

このように社会生活を営むためには、他者と生きるための社会性が必要となり、その社会性を獲得するために、脳が巨大化していったと考えられます。つまり、私たちの脳は他者と生きるために大きくなったのであり、そもそもひとりで生きることを前提にはつくられていないということです。

他者と生きるために発達させたのが、すでにお話しした「社会性脳」のネットワークです。ここで、おさらいもかねて、新しい内容も加えつつ社会性脳について考えてみましょう。

社会性脳のネットワークのひとつである共感の回路は、相手を思いやる共感性を担っています。また、相手の気持ちに応えようとしたり、相手に喜んでもらえたら充足感が得られるのも、共感の回路のおかげです。

社会性脳のネットワークにはまた別の回路があります。同調の回路です。

相手の行動を観察している人間の脳の中では、その行動を可能にする回路が活性化しています。たとえば、友だちが皿からチョコレートをとるのを見ているとき、あなたの脳では、あなた自身があたかも皿からチョコレートをとっているかのように、そのための回路が活動しているのです。あなたと相手の脳では、同じ回路が同じように活性化するという、同調という現象が起きています。そして、それを可能にしているのが、相手の行動を「鏡」のように映しとるミラーニューロンという神経細胞の存在です。私たちは子どものころから、ほとんどすべてのことを、他人のやることをまねることで学んできました。まねることは学ぶことなのです。

共感の回路や同調の回路のこのような働きを見るだけでも、人間が他者と深い絆や関わりを保ちながら、他者とともに歩む生きものであることがわかります。脳もまた他者とつながっているのであって、そのもち主である人間同様、ひとりで生きるようにはできていないのです。

人は社会的生き物である

私たちの脳が、社会生活を営むために巨大化されたのだとしたら、そして、その脳がひとりで生きるようにはできていないとしたら、他者によってダメージを受けた脳は、他者と関わり、他者と交流する中で回復するといえます。

発達性トラウマの人の多くは、トラウマによる不安や恐怖を抱えているために、恐怖の回路である扁桃体がつねに興奮した状態にあります。他人の何気ないひと言で、過度に心配したり、ガッカリしたりするのは、扁桃体がふだんから興奮状態にあるためです。

ここで思い出していただきたいのが、心の理論の回路です。社会性脳のネットワークを構成する5つの回路のうちのひとつで、自分の行動や考え方を客観視する働きをしています。

不安に怯えたり、怒りを覚えたりして、扁桃体が興奮したときに、水をかけて火を消す役割をするのが、前頭前野にある心の理論回路です。不安や怒りを感じている自分自身を客観的に眺めることで、「なんだ、そんな小さな犬に怯えなくてもいいんだ」とか、「ただのジョークなんだから、怒るほどのことではないんだ」と思い直すことができます。

感情に引きずられる自分を、心の理論の回路が冷静な自分へと引き戻してくれるというわけです。

社会性に関する回路で忘れてはならないのが、人が外部の情報や環境に焦点をあてていないときに活性化するデフォルトモードの回路です。この回路は内省したり、未来に向けて何かを計画したりするために必要です。内省や計画……つまり、自分の内側に意識を向けるときに働くのです。

他者と健全なコミュニケーションをとるためには、「相手がどう思っているかを知る」共感力も大切ですが、それと同じくらい「自分がどう思っているのか」がわかっていることが重要です。いつでも他人軸で考え、自分軸を置き去りにしていれば、相手に依存したり相手に従ったりする関係となります。これは、よい人間関係ではない……ということは、これまでにお伝えしてきたとおりです。

ここまでお話ししてきた社会性脳の回路をつなげておくためには、頻繁にこれらのネットワークを使用する必要があり、そのためには、積極的に他者とつき合うことが欠かせません。

人間の悩みやストレスのほとんどは、人間関係によるものです。発達性トラウマもまた、人間関係における歪みが生み出した「人生の課題」だといえます。

そのように、他人によって傷つけられてもなお、人は他人を求めずにはいられません。他者に傷つけられ、発達性トラウマを抱えている人でも、いえ、トラウマを抱えているからこそ、心のどこかで他人と心がふれあうことを求めつづけているのです。それは、人間が社会的生きものであり、ひとりで生きるようにはできていないからです。

不安だな、怖いな、しり込みしちゃうな……。その気持ちはよくわかります。でも、ひとりで生きるようにはできていない脳を鍛え、そして、その脳を喜ばせるためには、煩わしさの原因でありながら、安心感と喜びの源泉ともなる人間関係の中へ、少しの勇気と少しの積極性をもって、足を踏み入れてはどうでしょう。

トラウマのない人間など、めったにいません。ほとんどの人が何らかの傷を心に負っているものです。その傷を癒やすために、人は他者を求めます。他者との交流の中で、その傷を癒やすことができるのです。

編集協力…横田緑
カバーイラスト…江口修平
本文デザイン…岡崎理恵
本文ＤＴＰ…キャップス

著者紹介

長沼睦雄　とかちむつみのクリニック院長。精神科医。北海道大学医学部卒業。脳外科研修を経て神経内科を専攻し、日本神経学会認定医の資格を取得。北大大学院にて神経生化学の基礎研究を修了後、障害児医療分野に転向。道立札幌療育センターにて14年間小児精神科医として勤務。子どもたちの診療を通し、発達性トラウマの問題を深く学ぶようになる。平成20年より道立緑ヶ丘病院精神科に勤務し、小児と成人の診療を行う。2016年に、発達性トラウマ、ＨＳＰ、愛着障害、発達障害の診断治療を行う、とかちむつみのクリニックを開設。脳と心（魂）と体の統合的医療を目指している。

他人《たにん》とうまく関《かか》われない自分《じぶん》が変《か》わる本《ほん》

2018年１月５日　第１刷
2018年３月25日　第２刷

著　　者　長《なが》沼《ぬま》睦《むつ》雄《お》

発 行 者　小澤源太郎

責任編集　株式会社 プライム涌光
電話　編集部　03(3203)2850

発 行 所　株式会社 青春出版社
東京都新宿区若松町12番１号 〒162-0056
振替番号　00190-7-98602
電話　営業部　03(3207)1916

印　刷　中央精版印刷　　製　本　フォーネット社

ISBN978-4-413-23063-6 C0011

「敏感すぎる自分」を好きになれる本

とかちむつみのクリニック院長
精神科医
長沼睦雄

5人に1人が持つ「敏感な気質」を生きる勇気に変えるヒント

✽神経質、傷つきやすい、引っ込み思案…

それは「とても敏感な気質」のせいかもしれない

✽生きづらさ解消の第一歩は、
自分を「知る」ことにある

✽敏感すぎる自分を長所に変える生き方とは

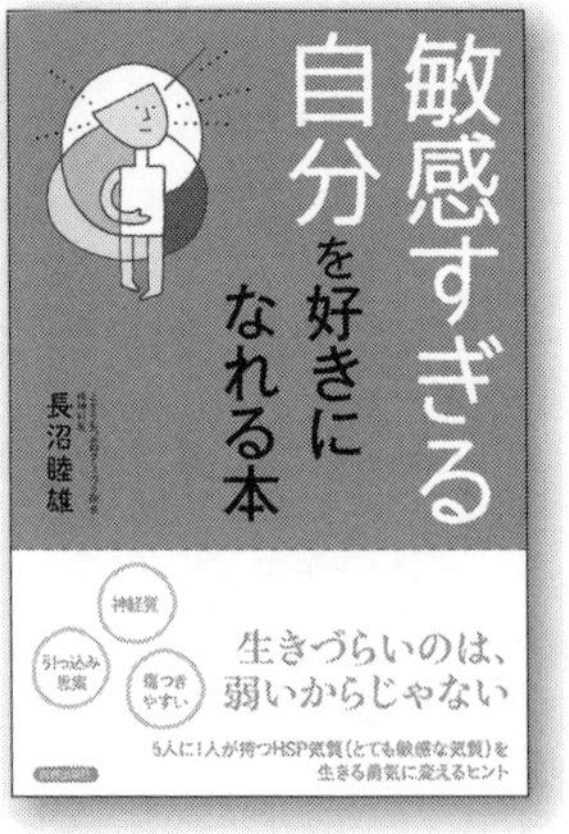

ISBN978-4-413-03998-7　1300円

お願い　ページわりの関係からここでは一部の既刊本しか掲載してありません。
折り込みの出版案内もご参考にご覧ください。

※上記は本体価格です。（消費税が別途加算されます）
※書名コード（ISBN）は、書店へのご注文にご利用ください。書店にない場合、電話または
　Fax（書名・冊数・氏名・住所・電話番号を明記）でもご注文いただけます（代金引換宅急便）。

　商品到着時に定価＋手数料をお支払いください。

　〔直販係　電話03-3203-5121　Fax03-3207-0982〕
※青春出版社のホームページでも、オンラインで書籍をお買い求めいただけます。
　ぜひご利用ください。〔http://www.seishun.co.jp/〕